Sielert · Einführung in die Sexualpädagogik

Die Reihe »Beltz Studium« wird herausgegeben
von Jürgen Oelkers und Klaus Hurrelmann.

Uwe Sielert

Einführung in die Sexualpädagogik

Beltz Verlag · Weinheim und Basel

Uwe Sielert, Dr., ist Professor für Sozialpädagogik an der Universität Kiel mit den Arbeitsschwerpunkten Sozialpädagogik der Vielfalt, Sexual- und Geschlechterpädagogik.

Lektorat: Peter E. Kalb

© 2005 Beltz Verlag · Weinheim und Basel
www.beltz.de
Herstellung: Lore Amann
Satz: Druckhaus »Thomas Müntzer«, Bad Langensalza
Druck: Druckhaus Beltz, Hemsbach
Umschlaggestaltung: Federico Luci, Odenthal
Umschlagabbildung: Picture Press, Hamburg
Printed in Germany

ISBN 3-407-25372-9

Inhaltsverzeichnis

Einführung

Das Buch ist im Anschluss an die Vorlesung »Sexualität und Sexualpädagogik« entstanden, die ich an der Universität Kiel jedes vierte Semester für alle pädagogischen Studiengänge anbiete. Durch die lebhafte E-Mail-Kommunikation mit den Teilnehmenden der Veranstaltung konnte das Manuskript optimiert und zu einer Einführung in die Sexualpädagogik umgearbeitet werden, die auch losgelöst von der Vorlesungspräsentation nützlich ist. Die Veröffentlichung ist keine Einführung in die praktische Sexualerziehung. Dazu sei auf die vielen sexualpädagogischen Materialien verwiesen, die von der Bundeszentrale für gesundheitliche Aufklärung sowie auf die immer noch nützlichen »Sexualpädagogischen Materialien für die Jugendarbeit in Freizeit und Schule«, die von Siegfried Keil und mir im Beltz Verlag herausgegeben wurden. Diese Einführung in die Sexualpädagogik hat auch nicht spezifische Diskursthemen zum Gegenstand, die sich aus einer dekonstruktiven Rekonstruktion von Sexualität in der Postmoderne ergeben, dazu ist der Sammelband »Sexualpädagogik weiter denken« von Stefan Timmermanns, Elisabeth Tuider und mir im Juventa Verlag erschienen.

Das Buch ist für einen breiten Kreis von Leserinnen und Lesern als Einführung in die Basisthemen der Sexualpädagogik gedacht und stellt momentan aktuelle Fragestellungen der Praxis in einen größeren gesellschaftstheoretischen und erziehungswissenschaftlichen Zusammenhang.

Es beginnt im *ersten Kapitel* mit einem in sich abgeschlossenen Überblick über Definitionen, Entwicklung, Konzeptionen, Themen und Handlungsfelder der Sozialpädagogik als Teildisziplin der Erziehungswissenschaft. Für jene Personen, die vornehmlich an einem Überblick unter wissenschaftsdisziplinärer Perspektive interessiert sind, mag dieses Kapitel genügen.

Das *zweite Kapitel* ist ein Versuch, das in sich widersprüchliche und nicht allein rational fassbare Konstrukt »Sexualität« mithilfe sexualwissenschaftlicher Grundkategorien zu entfalten, ohne es allzu sehr vom Alltagsverständnis zu entfernen, andererseits aber auch nicht darauf zu reduzieren.

Aktuelle Aussagen zur Sexualpädagogik können nicht ohne sozialwissenschaftliche Ansicht »spätmoderner Sexualverhältnisse« gemacht werden, wenn sie nicht gut gemeinte pädagogische Ideologie bleiben sollen, von der in der Geschichte ihrer Disziplin genügend dokumentiert ist[1]. Das geschieht im *dritten Kapitel* unter Einbezug der empirischen Untersuchungen zur Jugendsexualität und theoretischer Analysen der kritischen Sexualwissenschaft. Obwohl gerade dieses Kapitel stellenweise eine stark gesellschaftstheoretische Perspektive einnimmt, bietet es – wie die meisten anderen – zahlreiche Anlässe zur Selbstreflexion, ohne die professionelles sexualerzieherisches Tun nicht auskommt.

Im *vierten Kapitel* wird ein Dauerthema des sexualpädagogischen Diskurses, die Geschlechterfrage aufgegriffen, historisch rekonstruiert und in eine dekonstruktiv motivierte Subjekt und Themen zentrierte Sexualpädagogik eingebettet.

Das *fünfte Kapitel* enthält einen neuen Blickwinkel auf das Thema der sexuellen Orientierungen, die bisher mit den üblichen Etikettierungen der Hetero-, Homo- und Bisexualität versehen werden. Obwohl zur Zeit – und gerade durch die Osterweiterung der Europäischen Union besonders dringlich – immer noch Antidiskriminierungspolitik betrieben werden muss, weisen sexualpädagogisch weiterführende Perspektiven in die Richtung einer Pädagogik der Vielfalt, die auch in dieser Hinsicht potenziell sehr individuelle sexuelle Identitäten entwickeln hilft.

Begleitende Hilfen zur sexuellen Sozialisation sind längst nicht mehr auf Kinder und Jugendliche beschränkt. Und doch kann eine Einführung nicht ohne sexualpädagogische Akzentsetzungen auf die Lebensphasen Kindheit und Jugend auskommen. Unter Einbe-

---

1   Koch, Friedrich (2000): Sexualität, Erziehung und Gesellschaft. Von der gesellschaftlichen Unterweisung zur emanzipatorischen Sexualpädagogik. Frankfurt a.M.: Peter Lang.

zug vorhandener qualitativen und quantitativen Forschungsdaten werden in den *Kapiteln sechs (Kindheit) und sieben (Jugend)* Orientierungen zur pädagogischen Begleitung entsprechender Entwicklungsaufgaben gegeben.

Solche Orientierungen werden immer auf dem Hintergrund ethischer Reflexionen gegeben, die vor allem in einer zunehmend multikulturellen Gesellschaft von wachsender Bedeutung sind. *Kapitel acht* thematisiert entsprechend Ethik, Moral und Sexualpädagogik im interkulturellen Kontext.

In diesen Kontext gehört auch die Bearbeitung der gesellschaftlich unterschiedlich definierten »Schattenseiten« der Sexualität, mit deren Thematisierung Sexualerziehung in den vergangenen zwei Jahrzehnten als »Gefahrenabwehrpädagogik« ihre historische Chance bekam. Professionell tätige Sexualpädagoginnen und Sexualpädagogen stehen dieser Tendenz zu Recht kritisch gegenüber, können dem Dilemma einer sexualfreundlichen Erziehung mit präventiven Intentionen jedoch nicht ausweichen, zumal – sachlich betrachtet – viele Zusammenhänge existieren. *Kapitel neun* weist Wege auf, sich dem Schatten des Sexuellen auch pädagogisch zu nähern ohne jedes sexualpädagogische Tun mit dem Gewaltthema zu überschatten.

Am Schluss der Einführung werden einige Adressen von sexualpädagogisch relevanten Institutionen veröffentlicht, die bei einer vertieften Einarbeitung in die Thematik nützlich sein können.

Ich danke an dieser Stelle den Studierenden meiner Veranstaltungen für ihre wertvollen Anregungen sowie meiner ehemaligen Mitarbeiterin Dipl.-Päd. Elke Mahnke für die kritische Durchsicht des Manuskripts.

Uwe Sielert

1. Sexualpädagogik: Ein Überblick

1.1 Begriffsklärungen

Sexualpädagogik ist eine Aspektdisziplin der Pädagogik, welche sowohl die sexuelle Sozialisation als auch die intentionale erzieherische Einflussnahme auf die Sexualität von Menschen erforscht und wissenschaftlich reflektiert. Da sich Pädagogik in neuerem Verständnis auf alle Lebensphasen bezieht, kann auch die Lebenswelt von Erwachsenen und alten Menschen zum Gegenstandsbereich der Sexualpädagogik gerechnet werden. Angemessener sind die Begriffe *Sexual-Andragogik* und *Sexual-Gerontagogik*, die sich angesichts der geringen Beachtung sexueller Entwicklung in diesen Lebensphasen und einer zu geringen Theorieentwicklung jedoch (noch) nicht durchgesetzt haben.

Sexualerziehung als Praxis meint die kontinuierliche, intendierte Einflussnahme auf die Entwicklung sexueller Motivationen, Ausdrucks- und Verhaltensformen sowie von Einstellungs- und Sinnaspekten der Sexualität von Kindern, Jugendlichen und Erwachsenen.

Mit *Sexualaufklärung* wird in der Regel die Information über Fakten und Zusammenhänge zu allen Themen menschlicher Sexualität bezeichnet, meist als einmaliges Geschehen, mehr oder weniger an Zielgruppen orientiert. Sexualaufklärung ist damit ein Teil der Sexualerziehung.

Auch *Sexualberatung* kann in Sexualerziehung integriert werden, wenn sie – meist punktuell, ausgelöst durch Konflikte und Krisen – Lern- und Entwicklungsprozesse im Gespräch mit Einzelnen oder Gruppen unterstützt.

Im Mittelpunkt der Sexualerziehung stehen intentional gelenkte Lernprozesse, während *sexuelle Sozialisation* oder »*Sexualisation*« auch unabhängig von Sexualerziehung stattfindet, so z.B. durch unbedachte alltägliche Selbstverständlichkeiten, mediale Einflüsse und positiv oder negativ empfundene Irritationen der sexuellen Identität im Laufe der persönlichen Entwicklung.

1.2 Geschichte der Sexualerziehung

In unserem Kulturkreis wurde Sexualerziehung seit Jahrhunderten durch die kirchenamtlich interpretierte christliche Sicht von Sexualität bestimmt. Je nach Grundposition und Toleranzbereitschaft der Betrachtenden wird die daraus resultierende, seit dem 17. Jahrhundert in Europa dominierende Sexualerziehung als »normativ«, »christlich-konservativ« oder »repressiv« bezeichnet. Wie Koch noch 1971 in seiner Analyse von sexualpädagogischen Aufklärungsschriften zeigte, sind die meisten Bücher und Traktate bis in die 60er-Jahre des 20. Jahrhunderts hinein katholischer, evangelischer, aber auch überkonfessionell-christlicher Herkunft und somit identisch mit sexualmoralischen Praxistheorien als »didaktisierte sexualmoralische Werte«.

Neben dieser starken Beeinflussung durch Moraltheologie und kirchenamtliche Lehre wurden die sexualpädagogische Praxis und ihre Praxistheorien durch definitionsmächtige Leitwissenschaften, insbesondere die Medizin und Psychiatrie instrumentalisiert. Die Anti-Onaniekampagne – um ein inhaltliches Beispiel zu nennen – war im 18. Jahrhundert zunächst ein rein medizinisches, präventiv gemeintes Programm, das von der Pädagogik der Philanthropen aufgegriffen und in Erziehung umgesetzt wurde. Die wichtigsten Vertreter (Basedow, Salzmann, Wolke, Campe, Villaume, Oest und Winterfeld) haben im ausgehenden 18. Jahrhundert die systematische Geschlechtserziehung für Elternhaus und Schule begründet. Nicht jedoch die Aufklärung der Kinder über Schwangerschaft, Geburt oder Geschlechtsunterschiede war ihr zentrales Motiv zur Sexualerziehung, sondern – sofern die Autoren eine Monografie verfasst haben – blieb das Hauptthema die Verhinderung der Onanie.

In einem von Joachim Heinrich Campe herausgegebenen Buch schreibt Johann Friedrich, ein Privaterzieher aus dem Schleswig'schen:

»*Als Sünde und Laster macht auch die Selbstschändung zeitlich und ewig unglücklich. Sie schwächt alle Kräfte des Geistes und Körpers, macht also zu dem Genuß aller Freuden, wozu Verstand, Gefühl und ein gesunder Körper gehört, unfähig. Auch zu dem Vergnügen, anderen Gutes zu erweisen und ihnen durch seine Kräfte zu nützen, macht sie ungeschickt. So wie sie Freude und Glückseligkeit raubt, so setzt sie Mißvergnügen und Elend an die Stelle.*« (Oest, in Campe 1787, S. 394/395)

Salzmann begnügte sich nicht, ausführliche Hinweise auf die Verhinderung von Selbstbefriedigung zu geben, sondern wies darauf hin, dass der Onanist möglichst zweifelsfrei überführt werden müsse. Tagelang sollte die Beobachtung stattfinden, damit das Kind auf frischer Tat ertappt werden könnte. Fritz Koch, der erst vor kurzem die Quellen der Philanthropen in dieser Hinsicht ausgewertet hat, schreibt dazu:

»*Wie darf man sich das konkret vorstellen? Der Zögling musste beobachtet und verfolgt werden. Legte er auf dem Abtritt seine Geschlechtsteile bloß, so musste doch wohl noch geduldig abgewartet werden. Hielt er ein erigiertes Glied in der Hand, so besagte das auch noch nicht alles. Erst die gezielte manuelle Reizung des Gliedes war letztlich der Augenblick für den pädagogischen Eingriff. Frage: ›Sollte die Intervention vor, bei oder nach dem Orgasmus erfolgen?*‹« Und weiter fragt Koch: »*Und dieser gesamte Prozess soll ohne voyeuristische Lust, ohne sadistische Empfindungen und ohne mehr oder weniger verdrängte päderastische Strebungen abgelaufen sein?*« (Koch 2000, S. 142)

Die Berechtigung der Koch'schen Frage wird deutlich, wenn man sich die Ausmaße ansieht, welche die Anti-Onaniekampagne in Deutschland hatte: Salzmann gibt an mehreren Stellen Hinweise auf die Wirkung seines Buchs, aus dem auch dieser Oest-Text stammt:

Die Schrift habe in »*ganz Teutschland großes Aufsehen erregt und wohltätige Wirkungen hervorgebracht*« ... *Teutschland ist aus seinem Schlummer geweckt, die Teutschen sind auf ein Übel auf-*

merksam gemacht worden, das an der Wurzel der Menschheit nag-
te, Directoren von Gymnasien, Schulen, Erziehungsanstalten, Vä-
ter, Hauslehrer sind ermuntert worden, diesem Übel entgegen zu
arbeiten; viele Tausend teutsche Jünglinge, die in Gefahr waren,
der Charité entgegen zu welken wurden gerettet, und wenden itzo
ihre geretteten Kräfte zum Besten der Menschheit und vorzüglich
der teutschen Menschheit an; von mehreren Tausend Kindern
wurde die vergiftete Schlange zurück geschlagen, ehe sie verwun-
den konnte.« (Salzmann 1799, Vorrede o. S.)

Die praktischen Folgen hatten wiederum Konsequenzen für die
Medizin, speziell für die Psychiatrie. In der Folgezeit wurden nämlich Ärzte mit vielen Krankheitsbildern konfrontiert, die offensichtlich einen stark sexuellen Hintergrund hatten, also nicht anders als
mit Identitätskonflikten erklärt werden konnten, die durch Sexualunterdrückung bedingt waren.

Es folgte eine Ausdifferenzierung der psychiatrischen Diagnos-
tik: Man klebte auf alles Besondere, Abweichende ein Etikett und
suchte nach Ursachen. Inzwischen hatte Sigmund Freud nicht nur
auf die Tatsache aufmerksam gemacht, dass (damals) viele psychische Erkrankungen mit fehlgeleiteten sexuellen Energien zu tun
haben, sondern dass Sexualität schon in der Kindheit existiert und
eine persönlichkeitsrelevante Funktion hat, so dass wiederum Sexualerziehung, diesmal zur Verhinderung von Persönlichkeitsstö-
rungen gefragt war.

Als praktische Konsequenz entstanden zu Beginn des 20. Jahrhunderts folgerichtig pädagogische Initiativen von Sexualwissen-
schaftlern, wie z.b. Max Hodan und Wilhelm Reich, aber auch von
Erziehern und Erzieherinnen, so z.b. im sozialdemokratisch motivierten »Bund der entschiedenen Schulreformer« und in der prole-
tarischen Jugendbewegung (Wolf 1993). Aus Machtmangel blieben
die Reformbemühungen jedoch weitgehend theoretisch und fanden
– in radikalisierter Form – erst im Zusammenhang der sozio-
ökonomischen und politischen Veränderungen der 60er-Jahre größere Verbreitung und gesellschaftliche Beachtung.

Die »68er-Bewegung« erklärte die radikale Befreiung von sexuellen Zwängen zur zentralen Bedingung für eine Demokratisierung

der Gesellschaft und machte diese Forderung durch vielerlei öffentlichkeitswirksame Demonstrationen bekannt. Sexualität war plötzlich im gesellschaftlichen Diskurs, wieder im Schlepptau bestimmter Leitwissenschaften, diesmal der Soziologie in Verbindung mit der Psychoanalyse. Vordergründig fortschrittlich, letztlich aber »um Schlimmeres zu verhindern« (Müller 1992, S. 18) erließen die Schulverwaltungen ab 1970 unterschiedlicher parteipolitischer Couleur Richtlinien zur Sexualerziehung in den Schulen mit verblüffend hohem Maß an sexualfreundlichem Konsens. Der damals verbreitete Glaube an die politische Hebelwirkung der Sexualität wurde von der Protestbewegung der Schülerinnen, Schüler und Studierenden erhofft, vom politisch-administrativen System befürchtet und in schulamtlichen Richtlinien befriedet. So konnte den Lehrerinnen und Lehrern z.b. vorgeschrieben werden, welche von den z.t. sexualrevolutionären didaktischen Materialien (z.b. Amendt 1970) in der Schule nicht verwandt werden durften.

Die 70er- und die erste Hälfte der 80er-Jahre gelten als die Jahre der reaktionären Ereignisse und sexualpädagogischen Ernüchterung. Zwar hatte noch 1968 die ständige Konferenz der Kultusminister »Empfehlungen zur Sexualerziehung in den Schulen« beschlossen und die meisten Bundesländer bis 1984 Richtlinien zur Sexualerziehung verordnet, doch es blieb ein »Siegeszug der Sexualpädagogik am grünen Tisch« (Müller 1992, S. 19). Durch die 1977 ergangene Entscheidung des Bundesverfassungsgerichts, schulische Sexualerziehung habe »sittlich« zu wirken, »ohne Wertung« aufzutreten und sich »auf Wissensvermittlung beschränkt« darzustellen, und das anschließende massive juristische »Zurück« in den Bundesländern (Müller 1992, S. 27) wurden viele Lehrkräfte und außerschulische Pädagogen und Pädagoginnen verunsichert. Hinzu kam die Entscheidung des Bundesfamilienministers 1983, eine sexualfreundliche und weit verbreitete Arbeitshilfe (»Betrifft: Sexualität«) einzuziehen. Sexualerziehung fand in der Praxis faktisch nicht mehr statt. Staat und Rechtsprechung überantworteten die »eigentliche« Sexualerziehung wieder der Familie, die Eltern delegierten sie an die Schule, die Schule an die außerschulische Jugendarbeit, die Jugendarbeit wieder an die Familie.

Erst die Diskurse um AIDS, den sexuellen Missbrauch, die mediale Vermarktung von Sexualität und die feministische Infragestellung des Patriarchats bescherten der Sexualerziehung in den späten 80er-Jahren wieder ein öffentliches »Come back«: Sexualpolitisch als »Gefahrenabwehrpädagogik« gewollt, fachwissenschaftlich aber weitgehend im sexualfreundlich-emanzipatorischen Sinne genutzt.

Mit dem Jahr 1992 schreibt erstmalig in der Geschichte der Bundesrepublik ein Bundesgesetz Sexualpädagogik fest: Das »Gesetz über Aufklärung, Verhütung, Familienplanung und Beratung«, das so genannte »Schwangeren- und Familienhilfegesetz«. Die Bundeszentrale für gesundheitliche Aufklärung erhielt den Auftrag, unter Beteiligung der obersten Landesbehörden und in Zusammenarbeit mit Vertretern der freien Wohlfahrtsträger Konzepte zur Sexualaufklärung zu erstellen und Modellprojekte zu fördern. Einzelne Bundesländer überarbeiteten ihre Richtlinien für die Schulen (Hamburg 1996, NRW 1997), es entstanden sexualpädagogische Fortbildungseinrichtungen (so z.b. das Institut für Sexualpädagogik Dortmund) und eine Vielzahl von didaktischen Materialien für den schulischen und außerschulischen Bereich (z.b. Sielert 1993, IPTS 1994).

1.3 Geschichte der Sexualpädagogik

Erst ab der Mitte des 20. Jahrhunderts können wir von einer sexualpädagogischen Fachtheorie sprechen. Die Pädagogen Rousseau, Basedow, Oest, Salzmann und Campe können allenfalls als Wegbereiter einer sexualpädagogischen Theorie bezeichnet werden (vgl. Wawarzonnek 1984) – und das – wie wir anhand des Umgangs mit dem Thema Onanie gesehen haben – mit zweifelhaftem Erfolg. In der wissenschaftlichen Pädagogik wurde dieses dunkle Kapitel einer repressiven Sexualerziehung tunlichst ausgeklammert. Erst vor kurzem veröffentlichte Friedrich Koch das Thema und kommt zu einem prägnanten Ergebnis:

> *»Salzmann, Campe, Basedow, Trapp und Villaume waren nicht irgendwelche Verfasser von Aufklärungsschriften, sondern sie gehörten zum Kern derjenigen, die die systematische Pädagogik in*

Deutschland installierten. Und sie werden in der Geschichte der Erziehung als die Protagonisten der pädagogischen Aufklärung gefeiert. Die Auseinandersetzung mit obigen Problemen bedeutet also nichts anderes als die Frage zu stellen, ob das pädagogische Gebäude der Gegenwart auch auf den Säulen von Sadomasochismus und Päderastie aufgebaut wurde.« (Koch 2000, S. 142)

Ende des 19. Jahrhunderts erlebte die Sexualerziehung zwar parallel zur Sexualwissenschaft einen deutlichen Aufschwung, jedoch eher durch pädagogisch motivierte Mediziner und ohne explizite pädagogische Theoriebildung.

Erst nach dem Zweiten Weltkrieg entwickelte sich Sexualpädagogik als ein wissenschaftliches Fach bzw. als Teildisziplin der Erziehungswissenschaft:

Empirische Pionierarbeit leistete in der alten BRD Heinz Hunger, der erstmals die sexualpädagogische Fachliteratur seiner Zeit auf dem Hintergrund einer eigenen Fragebogenerhebung über das Sexualwissen der Jugend kritisch analysierte (Hunger 1954).

In der ehemaligen DDR entstanden eine ganze Reihe von Dissertationen, so von Bach 1969, Borrmann 1965, Schille 1964, die sich vor allem auf die schulische Sexualerziehung bezogen.

Systematisch geisteswissenschaftlich-kulturphilosophisch arbeiteten Scarbath mit seinem Versuch einer »kategorialen Entfaltung sexualpädagogischer Grundfragen in ihrem Zusammenhang« (Scarbath 1969, S. 13) und Maskus (1979) als erster Vorsitzender der von ihm gegründeten »Deutschen Gesellschaft für Geschlechtserziehung«.

Kritisch-emanzipatorisch entfaltete Helmut Kentler erstmals durch die damals für Pro Familia formulierten Thesen zur Sexualerziehung, später vor allem durch sein Buch »Sexualerziehung« (Kentler 1970) eine eigene Position.

Mit dem Selbstanspruch der »progressiven Mitte« auf erfahrungswissenschaftlich-empirischer Basis trat Norbert Kluge mit vielen Schriften zur Sexualpädagogik in den pädagogischen Diskurs ein (Kluge 1976, 1978).

Der ideologisch-sexualpolitische Streit der späten 60er- und frühen 70er-Jahre fand auf theoretischer Ebene seinen Niederschlag in heftigen Auseinandersetzungen zwischen der emanzipatorischen Sexualpädagogik Kentlers und christlich-konservativen Positionen (Mewes 1977), aber auch den sich liberal verstehenden Richtungen der Deutschen Gesellschaft für Geschlechtserziehung (Maskus 1979). Kluge nahm eine mittlere, sich ideologiefrei verstehende Position zwischen den politischen Extremen ein (Kluge 1984, S. 19ff.). Damit wurden drei Hauptrichtungen der Sexualpädagogik wieder aufgegriffen, die sich in der Weimarer Republik bereits als erzieherische Praxis und mit einigen Theoriefragmenten etabliert hatten (Barkow 1980): Die repressive, vermittelnd – liberale und die emanzipatorische Sexualerziehung.

Durch den zunehmenden sexualpädagogischen Diskurs und Realitätssinn sowie die sexualwissenschaftliche Forschung angesichts der Problemthemen der späten 80er-Jahre (Geschlechterverhältnis, AIDS, sexueller Missbrauch, Pornografie) entstand eine ganze Bandbreite von theoretischen Positionen zur Sexualpädagogik. Sie reichen von weiterhin christlich-konservativen Konzepten (von Martial 1991) religionspädagogisch motivierten ganzheitlich-personalen Positionen der Liebeserziehung (Bartholomäus 1993) über sich weiterhin wissenschaftlich-neutral verstehende »Mittelpositionen« (Kluge 1984, Müller 1992), primär geschlechtsbewusste Entwürfe (Milhoffer 1995) bis zu Ansätzen, die in der Tradition der emanzipatorischen Sexualerziehung stehen (Koch/Lutzmann 1989, Glück 1990, Sielert 1993).

Die meisten Konzepte sind heute sexualfreundlich, bejahen verschiedene Formen der Empfängnisregelung, betonen die Kultivierung der Identitäts-, Beziehungs-, Lust- und Fruchtbarkeitsfunktion von Sexualität, die Gleichwertigkeit verschiedener sexueller Orientierungen und die Flexibilisierung der Geschlechtsrollen (BZgA, Köln 1999). Zunehmend wird auch die »dunkle Seite der Sexualität« (Pornografie, Prostitution, Gewalt) in die sexualpädagogische Theoriebildung mit einbezogen (Herrath/Sielert 1990).

Andererseits formiert sich gerade angesichts dieser »dunklen Seite der Sexualität« durch den Diskurs über den sexuellen Missbrauch, die behauptete »Pornografisierung der Gesellschaft«, Pädophilie und Gewalt im Geschlechterverhältnis ein gesellschaftlicher Trend, Sexualität wieder überwiegend als Gefahr zu betrachteten und Sexualpädagogik als »Gefahrenabwehrpädagogik« zu betreiben (beschrieben und kritisiert durch Schmauch 1996, Wanzeck-Sielert 1997).

1.4 Gegenstandsbereich der Sexualpädagogik und ihr Bezug zur Sexualwissenschaft

Im Rahmen ihrer Bezugsdisziplin Erziehungswissenschaft beschäftigt sich Sexualpädagogik damit,

- ihren Gegenstandsbereich, d.h. den Menschen als ein auf Erziehung angewiesenes Sexualwesen zu definieren,
- vorhandene sexualerzieherisch relevante Konzepte auf ihre anthropologischen, gesellschaftlichen und teleologischen Grundannahmen zu prüfen und neue zu entwickeln,
- die sexualerzieherische Wirklichkeit empirisch-methodisch und kritisch-analytisch zu beschreiben,
- Handlungstheorien und -modalitäten zu reflektieren und
- im Zusammenhang mit den jeweils zuständigen pädagogischen »Schwesterdisziplinen« (Vorschul-, Sonder-, Sozial-, Schul-, Medienpädagogik und Erwachsenenbildung) ihre speziellen Realisierungsprobleme zu bearbeiten.

Einen weiteren Bezugsrahmen der Sexualpädagogik stellen die jeweils kompatiblen *sexualwissenschaftlichen Theorien* dar. Alle bereits genannten, historisch relevanten sexualpädagogischen Richtungen haben ihre sexualpädagogischen Modelle – mehr oder weniger erfolgreich – sexualwissenschaftlich zu legitimieren versucht.

Heinz Hunger, der älteste sexualpädagogisch interessierte Wissenschaftler der Nachkriegszeit konnte und wollte zwar nie seine religionswissenschaftliche Herkunft verleugnen, orientierte sich aber zumindest in seiner Lehre noch sehr breit an allen damals zugänglichen sexualwissenschaftlichen Erkenntnissen verschiedener Einzeldisziplinen (von der Bevölkerungswissenschaft über die medizinische Sexualforschung von Masters und Johnson bis zu den feministischen Arbeiten zur weiblichen Sexualität von Betty Fridan).

Norbert Kluge, in der Nachfolge auch manche andere Mitglieder der Deutschen Gesellschaft für Geschlechtserziehung orientierten (und orientieren) sich vorwiegend an einer sich wertfrei verstehenden empirischen und einer biologisch-medizinischen Sexualforschung.

Horst Scarbath, Georg Bittner und andere hielten mehr von der entwicklungspsychologisch-psychoanalytischen Sexualforschung von Sigmund Freud, Rene Spitz und Tobias Brocher.

Die kritisch emanzipative Richtung (Helmut Kentler, Friedrich Koch) hielt sich an eine gesellschaftspolitisch – neopsychoanalytische Sexualwissenschaft in der Weiterführung von Freud durch Wilhelm Reich und Herbert Marcuse.

Die ersten Sexualpädagogen der DDR standen offenbar in regem Austausch mit den damaligen sexualwissenschaftlich arbeitenden Vertretern verschiedener Einzelwissenschaften. So gab es einen engen Kontakt zwischen der Forschungsgemeinschaft Sexualpädagogik und den Medizinisch-Wissenschaftlichen Gesellschaften des Ministeriums für Gesundheitswesen, sowie mit Juristen, Staats- und Kulturwissenschaftlern (Bach, in Hohmann 1991, S. 232).

Sexualpädagogik und Sexualwissenschaft können also durchaus aufeinander bezogen werden: Interdisziplinär kompatibel sind jeweils Richtungen der Sexualpädagogik und Sexualwissenschaft, die eine gleiche disziplinäre Struktur aufweisen, d.h., die wissenschaftstheoretisch – also in ihren anthropologischen Grundannahmen und methodologischen Voraussetzungen – zusammen passen.

So findet z.B. die emanzipatorische Sexualpädagogik ihre Bezugsdisziplin in einer kritisch-reflexiven Erziehungswissenschaft (Krüger/Helsper 1995, S. 319ff.) mit nachbarschaftlichen Bezügen zur kritischen Sexualwissenschaft (Schmidt 1986). Die emanzipatorische Sexualpädagogik steht ebenso wie die kritisch-reflexive Erziehungswissenschaft und die kritische Sexualforschung in der Tradition der Aufklärung mit ihrem emanzipatorischen Erkenntnis- und Handlungsinteresse an wachsender Mündigkeit des Subjekts und der dazu notwendigen Befreiung aus inneren – biografischen – und äußeren – gesellschaftlichen – Zwängen. Selbstverständlich sind diese Zwänge nicht nur (und heute immer weniger) in sexualfeindlichen Konventionen zu finden, sondern auch in postmodernen Instrumentalisierungen der Sexualität, die je nach Diskurstrend wechseln können: Verdinglichung, Pornografisierung, Vermarktung des Sexuellen, Gewalt, Missbrauch und AIDS.

Auch die kritische Sexualwissenschaft stellt sich auf die Seite des Subjekts und versucht, es vor vielfältigen gesellschaftlichen Instrumentalisierungen zu bewahren. Die Sexualwissenschaft geht sogar soweit, dass sie auch der emanzipatorischen Sexualpädagogik Instrumentalisierungsinteressen vorwirft, weil sie – so Dannecker – für wirklich oder doch für verwirklichbar halte, was nicht einzulösen sei: Lust, Genuss und Glück. Eine solche Sexualerziehung verhelfe allenfalls zu einem glücklicheren Bewusstsein, zu einem glücklichen und erfüllten Leben jedoch nicht (vgl. Dannecker 1992, S. 118). Wie die kritisch-reflexive Erziehungswissenschaft hat sich jedoch auch die emanzipatorische Sexualpädagogik längst gelöst von den Vorstellungen, das sexuelle Glück der Menschen herstellen zu können. Der Satz des postmodernen Denkers Montaignes: »Habe Mut, dich deines eigenen Zweifels zu bedienen« (vgl. Beck 1993, S. 253) wurde nicht nur zum Maßstab der kritisch-reflexiven Erziehungswissenschaft (Krüger/Helsper 1995, S. 325) sondern auch einer weiterentwickelten emanzipatorischen Sexualpädagogik.

Trotz der Zweifel auf Seiten der kritischen Sexualforschung und emanzipatorischen Sexualpädagogik, bessere Sexualverhältnisse durch Aufklärung herbeiführen zu können, versuchen beide, das Gegebene im Licht des Möglichen zu interpretieren und Orientierungen für dessen Veränderung zu geben.

Beide Disziplinen sind gekennzeichnet durch methodische Vielfalt ihrer Erkenntniswege (dazu Sigusch 1990, S. 10, 21). Emanzipatorische Sexualpädagogik hat manche Ergebnisse der kritischen Sexualwissenschaft bei ihrer eigenen Theoriebildung beachtet. So z.B. die empirischen Jugendstudien, die Definitionsversuche von Sexualität, die Debatte zum Thema Trieb oder sexuelle Motivation, die Aussagen zur persönlichkeitsstabilisierenden Funktion von Sexualität, sowie Erkenntnisse zur Funktion der Sexualität in der heutigen Gesellschaft. Umgekehrt gibt es jedoch noch kaum Transfer, was sicher nicht nur am antipädagogischen Impetus kritischer Sexualwissenschaftler liegt, sondern auch an der wissenschaftlich noch unterentwickelten Sexualpädagogik.

1.5 Themen der Sexualpädagogik

Menschliche Sexualität ist mehr als Genitalität, beschränkt sich also nicht auf Körperfunktionen und das Fortpflanzungsgeschehen, sondern umfasst als wesentliches »Querschnittsthema« der Persönlichkeit sowohl Fruchtbarkeits- als auch Lust-, Identitäts- und Beziehungsaspekte. Sexualerziehung und Sexualpädagogik beschränken sich entsprechend auch nicht auf Fortpflanzungs- und Körperfunktionen, sondern enthalten folgende Unterthemen, die je nach gesellschaftlicher Entwicklung in unterschiedlichem Maße bedeutsam werden.

Die Bedeutung des traditionellen Kernbereichs sexualerzieherischer Tätigkeit, der »*Körper- und Sexualaufklärung*« ist sowohl unstrittig wie auch immer wieder neu zu prüfen. Während diese Thematik im klassischen Verständnis von Sexualaufklärung dominiert, ist sie in den letzten zehn Jahren – abgesehen vom Thema der HIV-Übertragung – zugunsten der Behandlung von Beziehungsthemen in den Hintergrund geraten. Heute wird dieser Bereich wieder stärker ins Blickfeld gerückt, weil repräsentative Untersuchungen festgestellt haben, dass Eltern z.b. kaum über die körperliche und sexuelle Entwicklung mit ihren Kindern reden und in den Freundschaftsgruppen nicht selten Falschinformationen und Halbwahrheiten weitergegeben werden (BZgA 1998).

Postmoderner Pluralismus erhöht individuelle Orientierungsaufgaben, oft führt er auch zu Orientierungsdruck, so dass Sexualpädagogik verstärkt vor die Aufgabe gestellt ist, *Ethik, Moral und Wertorientierung* als Bereich der sexuellen Identität zu thematisieren. Moralische Qualifizierung bedeutet immer auch *Persönlichkeitslernen*, nicht als Programm der Werteübermittlung, sondern als Erhöhung des Bewusstseins über das eigene Selbst mit dem Ziel der Selbstbestimmung und Selbstverantwortung.

Das angemessene *Sprechen über Sexuelles* gehört zu den Grundvoraussetzungen sowohl der Prävention unerwünschter Persönlichkeitsbeeinträchtigungen als auch aller anderen Bemühungen zur Verwirklichung sexualpädagogischer Ziele. Insbesondere angesichts der »öffentlichen Geschwätzigkeit« über Sexualität und der Notwendigkeit, den Intimitätsschutz zu betonen, bedarf das Sprechen über Sexuelles der verstärkten pädagogischen Reflexion.

Als wesentlicher Motor der Veränderung von Sexual- und Beziehungsverhältnissen wird vielerseits *das Geschlechterverhältnis* bezeichnet. Weil das Geschlecht im Zentrum sexueller Identität verortet ist, geht es um die Wahrnehmung und Veränderung von Geschlechtersozialisation und die sich daraus ergebenden Konsequenzen für die Sexualität.

Mit dem Thema *»sexuelle Orientierungen«* ist nicht nur Hetero-, Homo- und Bisexualität gemeint. Die Pluralität der Lebenswelten und die Varianz der Lebensformen macht insgesamt deutlich, dass menschliches (auch sexuelles) Leben ein Kontinuum mit vielen möglichen intraindividuellen Varianten ist und es nicht nur darum gehen kann, additiv Homosexualität zur heterosexuellen Norm hinzuzufügen. Zurzeit geht es in der Sexualerziehung vorzugsweise noch um die Bereitstellung von Hilfen und Begleitung für Jugendliche und Erwachsene im homosexuellen Coming Out und die allgemeine Akzeptanz verschiedener Lebensweisen.

Sexualität im Spannungsfeld der Kulturen wurde zu einem wichtigeren Thema angesichts einer zunehmend multikulturellen Zusammensetzung der Jugendlichen in Räumen organisierter Erziehung und im informellen Freizeitbereich.

Aus verschiedenen Gründen, auch wegen der öffentlichen Thematisierung, ist *Sexualität und Behinderung* in den letzten Jahren im sexualpädagogischen Themenkanon bedeutender geworden ohne bereits die entsprechende Beachtung zu finden. Gleiches gilt für *Sexualität im Alter*, ein Thema, bei dem die Pädagogik bzw. Sexualgerontagogik grundsätzlich der Konsumindustrie und dem Gesundheitssektor hinterherhinkt.

Zu der bisherigen Aufgabe moderner Sexualerziehung, der Idealisierung oder Dämonisierung von Sexualität entgegenzutreten, gesellte sich die historisch aktuelle Aufgabe, der ideologischen Aufladung des öffentlichen Diskurses um *»Sexualität und Gewalt«* mit wissenschaftlicher Aufklärung entgegenzuwirken. Sexualpädagogik verdankt dieser Thematisierung des »anderen Gesichts« von Sexualität zwar ihre aktuelle Aufmerksamkeit, muss sich aber zunehmend gegen die Tendenz wehren, sie als »Gefahrenabwehrpädagogik« umzuarbeiten. Gegen die tendenzielle Überschattung des Sexuellen mit Gewaltaspekten im populären pädagogischen Empfinden setzt eine sexualfreundliche Sexualpädagogik die *Sensibilisierung der Sinne und Sinnlichkeit* als Thema für die theoretische und praktische Arbeit. Das Thema umfasst die Reflexion und Kultivierung von Körperlichkeit, der sinnlichen Ausstrahlung, der Wechselwirkung von Selbst- und Fremdwahrnehmung, der Balance von Selbstwertgefühl, Ich-Ideal und äußerer Erscheinung sowie die aktive Gestaltung der Selbstpräsentation.

1.6 Handlungsfelder und Handlungsmodalitäten der Sexualpädagogik

Themen, Konflikte und Krisen sexueller Sozialisation haben mit fortschreitender Individualisierung auf dem Hintergrund einer liberalisierten Sexualmoral für alle Lebensalter an Bedeutung und Brisanz gewonnen.

Sexualpädagogik leistet heute ihren Teil zur Herstellung einer sozialen Infrastruktur, die dem modernen Individuum den Erwerb der Dispositionen und Handlungskompetenzen ermöglicht, die es zur Entwicklung seiner sexuellen Identität notwendig braucht. Deutlich wird das

- durch die Veralltäglichung und Popularisierung sexualwissenschaftlicher und sexualpädagogischer Sprache und Beratungsmuster in den Medien,
- durch das Eindringen sexualpädagogischer Arbeit in die Bildungsinstitutionen, den Gesundheitssektor und die Einrichtungen der Sozialen Arbeit,
- durch ein fast unübersichtlich gewordenes Netz an Beratungsinstitutionen, Selbsthilfegruppen und Initiativen,
- durch die Tatsache, dass sich jetzt auch der Staat auf Bundesebene um eine sexualpädagogische »Grundversorgung« bemüht: Das neue Schwangeren- und Familienhilfegesetz von 1992 schreibt Sexualaufklärung und Sexualberatung als Pflichtaufgaben des Bundes und der Länder fest und führt seitdem zu einer Expansion der schulischen und außerschulischen »Sexualisationshilfen«.

Sexualerziehung wird zunehmend verstanden und praktiziert als Querschnittsaufgabe aller institutionalisierten Erziehungsbereiche, die sich mit ihren jeweiligen Akzenten und Chancen miteinander vernetzen.

Die Familie hat die Möglichkeit, die emotionale Grundlage des »unbedingten Angenommenseins« zu legen, ohne die sexuelle Identität nur mit Schwierigkeiten entwickelt werden kann. Als »Interpretationsgemeinschaft« ermöglicht sie erste Orientierungen im Umgang mit inneren und äußeren Einflüssen auf das sexuelle Erleben der Kinder (Herrath/Sielert 1991).

Insbesondere Familienbildungsstätten und Kindergärten ermöglichen sowohl den Kontakt zu den Eltern als auch eine eigenständige Arbeit mit den Kindern zu den spezifischen Themen kindlicher Sexualität (Berger 1992).

Einrichtungen der Erziehungshilfe erreichen vor allem Jugendliche mit sexuellen Identitätskonflikten, die einer besonderen sexualpädagogischen Förderung, oft auch Resozialisation, bedürfen (Sielert/Marburger 1990).

Die Schule bleibt – trotz aller Spielräume für ganzheitliche, personale Beziehung – eine primär auf kognitives Lernen bezogene Aufklärungsinstanz und kann auf diese Weise vor allem informative und reflexive Aspekte abdecken (Glück 1990).

Außerschulische Jugendarbeit erreicht zwar nicht alle Jugendlichen, hat aber auf Grund der Strukturmerkmale der Freiwilligkeit, Flexibilität, Pluralität und Methodenvielfalt große Chancen zu einer ganzheitlichen, auch die emotionalen Bereiche mit einbeziehenden, multisinnlichen, auch geschlechtsspezifischen Sexualerziehung (Sielert/Keil 1993).

Über die Implementation sexualerzieherischer Maßnahmen in die Regeleinrichtungen der organisierten Erziehung hinaus haben sich Sexualerziehung und pädagogische Sexualberatung zu einem eigenständigen Handlungsfeld entwickelt. Die Ausdifferenzierung der Anlässe führte zur Professionalisierung spezieller Fachkräfte und zur Einrichtung entsprechender Funktionsstellen.

Sexualpädagoginnen und -pädagogen sowie beratend Tätige arbeiten bei verschiedenen öffentlichen und freien Trägern

- in der Schwangeren- und Schwangerschaftskonfliktberatung, auch zur Prävention des Schwangerschaftskonflikts in Sexual- und Schwangerschaftsberatungsstellen,
- in der Beratung zu sexualitätsrelevanten Themen in Einrichtungen der Jugend-, Familien- und Lebensberatung,
- in Projekten zur Medienerstellung, Aufklärungsprogrammen für Peers, zur interkulturellen Sexualpädagogik und in Anti-Diskriminierungsprogrammen zu gleichgeschlechtlichen Lebensweisen,
- zur Sexualaufklärung und Gesundheitsförderung bei Gesundheitsämtern und Landeszentralen für Gesundheitserziehung,
- in der Mädchen- und Jungen-, Frauen- und Männerarbeit,
- in Aus- und Fortbildungseinrichtungen zur Schulung von Multiplikatorinnen und Multiplikatoren.

Methodisch bedient sich die Sexualerziehung zunächst aller Handlungsmodalitäten, die in der Erziehung allgemein von Bedeutung sind. Gemeint sind – je nach Zielgruppe, institutionellem Kontext, Intention und Thema – *das bewusst initiierte Modelllernen, der sexualpädagogische Unterricht, die sexualpädagogische Gruppenarbeit sowie Methoden übergreifende Projekte und Medienproduktionen.*

Angesichts der Besonderheit des Sexuellen und der von einzelnen Zielgruppen besonders bevorzugten Informationsquellen wurden in den letzten Jahren spezifische methodische Konzeptionen und Medien entwickelt. Die Bedrohung der Bevölkerung durch AIDS führte in den 80er-Jahren zur Erprobung zahlreicher komplexer Handlungsmodalitäten wie z.b. der *personalkommunikativen Präventionskampagne* der Bundeszentrale für gesundheitliche Aufklärung.

Da Jugendliche zu heiklen Themen der Sexualität erwiesenermaßen andere Jugendliche als Bezugsquelle für Informationen und als Gesprächspartner und Gesprächspartnerinnen wählen, wurden Modellprojekte zur *Peer-Education* entwickelt und erprobt.

Die Inanspruchnahme der *telefonischen Beratung* des Kinder- und Jugendschutzes oder anderer Träger führte zur Entwicklung spezifisch sexualpädagogischer Beratungskonzepte und deren Weitergabe in entsprechenden Fortbildungen für Telefonberater.

Die Tatsache, dass Jugendliche die meisten Informationen zu aktuellen sexuellen Themen den Jugendzeitschriften entnehmen, veranlasste einige Träger der Gesundheitsförderung, Konzepte der *Zusammenarbeit von Sexualpädagoginnen und -pädagogen und den Redaktionen der Zeitschriften* zu erproben.

Um ganzheitliches wertorientiertes Lernen zu ermöglichen und entsprechende Diskurse in der pädagogischen Arbeit anzuregen, entwickelten verschiedene Bundes- und Landesstellen *audiovisuelle Medien*. Für die Computer gestützten interaktiven Medien wurde *Software mit sexualpädagogischen Programmen* erarbeitet, um speziell Jungen (aber auch Mädchen) zu erreichen. Sexualpädagogik wurde auf diese Weise zu einem modernen Anregungsbereich für neue pädagogische Konzepte und Medien, die auch in anderen Sektoren von Bedeutung werden können.

In vielen Praxisfeldern der Sozialen Arbeit überschneidet sich die erzieherische Arbeit mit der Sexualberatung, soweit sie als *sexualpädagogische Beratung* verstanden wird. Diese besondere Form der Beratung bewegt sich zwischen Sexualpädagogik und Sexualberatung/Sexualtherapie und kann – je nach Zielsetzung, Beraterin bzw. Berater und Setting – einmal mehr der Pädagogik und ein anderes Mal mehr der psychotherapeutischen Beratung zugeordnet werden. Die einseitige Konzentration auf gestörtes Erleben und Sexualverhalten verhinderte bisher die Entwicklung einer pädagogischen Richtung der Sexualberatung, in der das Bedürfnis nach Rat und Beratung auch diesseits der Störung in den alltäglichen erzieherischen Lebenssituationen im Mittelpunkt steht. Es geht um die Begleitung und Unterstützung von Lern- und Entwicklungsprozessen durch das Gespräch mit Einzelnen oder auch Gruppen, nicht aber um die Behandlung von Störungen und Konflikten, denen Krankheitswert zugemessen wird. Sexualberatung in diesem Sinne findet meist im Kontext sexualpädagogischer Arbeit statt.

1.7 Entwicklungsperspektiven in Theorie und Praxis

Eine sich individualisierende Gesellschaft, in der kaum noch Traditionen, eingefahrene Rollenmuster und vorgegebene biografische

Karrieren Orientierung geben, die gleichzeitig das sich selbst be-
stimmende und verantwortende Subjekt zum Sozialisationsziel erklärt, erwartet von ihren Mitgliedern ein persönliches Selbstmana-
gement, das nur auf der Basis komplexer Informationsverarbei-
tung, hoher Entscheidungsbereitschaft und vielfältiger sozialer und
personaler Kompetenzen gelingen kann. Insbesondere in Zeiten ra-
schen gesellschaftlichen Wandels – und wir befinden uns momentan in einem krisenhaften Übergang von einer modernen zur
postmodernen Gesellschaft – wird der Pädagogik die Funktion einer gesamtgesellschaftlichen Beratungswissenschaft für den Umgang
mit den entstehenden Sozialisationskonflikten zugedacht und Erziehung dient der Vermittlung basaler Lebenskompetenzen, die weit
über den Grundbestand traditioneller Sozialisationshilfen hinausge-
hen. Für viele pädagogische Sektoren gilt das unangefochten.

Angesichts der Sexualisation besteht immer noch die naive Vorstellung, dass eine gründliche Körperaufklärung, der »gesunde Menschen-
verstand« und die »richtige Moral« ausreichten, um Kinder, Jugendliche und Erwachsene in ihrer sexuellen Entwicklung zu begleiten. Die
Themen »rund um Sexualität« sind jedoch meist komplizierter als sie
auf den ersten Blick erscheinen. Das hängt zusammen mit

• der Gleichzeitigkeit ihrer persönlichen Tabuisierung und öffentlichen Vermarktung,
• den vielschichtigen Verbindungen mit anderen gesellschaftlichen und persönlichen Bereichen,
• ihrer Bandbreite von erwünschten und sozial verträglichen bis
zu gewaltsamen Akzenten,
• ihrer großen persönlich-emotionalen Verankerung bei allen Beteiligten.

Das hängt auch zusammen mit der Gefahr, durch Sexualerziehung
die Intimsphäre der Menschen zu verletzen und mit deren berech-
tigter Angst vor Manipulation und Kontrolle des Privatlebens
durch öffentliche Institutionen.

Die Folge einer solchen traditionellen Geringschätzung der pädagogisch reflektierten und verantworteten Sozialisationshilfen ist
die Verschärfung vorhandener Sozialisationskonflikte im Bereich
der zwischenmenschlichen Liebes- und Lebensverhältnisse und die

Zunahme der durch den Markt vermittelten konsumptiven und medialen Einflüsse, die eher an gewinnbringenden Trends als an Stärkung des individuellen Eigensinns oder einer zukunftsträchtigen Gestaltung intimer Lebensweisen orientiert sind. In der Tat führten einige in den gesellschaftlichen Diskurs geratenen Problemthemen wie Schwangerschaften Minderjähriger, AIDS, sexueller Missbrauch, Pornografie, Gewalt gegen Frauen und Kinder und die Zunahme von sich auflösenden Intimgemeinschaften mit Kindern zur öffentlichen Anerkennung sexualpädagogischer Arbeit – wenn auch zunächst nur in ihrer präventiven Funktion als »Gefahrenabwehrpädagogik«. Verschiedene Studien haben deutlich gemacht, dass unterschiedliche Probleme und Konflikte präventiv durch Sexualerziehung gemildert werden können, so dass z.T. auf gesetzlicher Basis Anstrengungen unternommen wurden, diesen Erziehungssektor zu fördern.

Die Bundeszentrale für gesundheitliche Aufklärung (BZgA) ist das ausführende Bundesorgan bezüglich der sexualpädagogischen Ansprüche aus dem Schwangeren- und Familienhilfegesetz (SFHG). Sie ist beauftragt, Konzepte und Medien für Sexualaufklärung zu entwickeln. Dabei ist sie verpflichtet, mit den Bundesländern und freien Trägerverbänden zusammenzuarbeiten.

Über das SFHG hinaus ist im Kinder- und Jugendhilfegesetz (KJHG) umfassender und detaillierter ein Erziehungsauftrag formuliert, der auch den Rahmen für Sexualpädagogik- und -beratung bildet. Im zweiten Kapitel (§11) (Leistungen der Jugendhilfe) werden die Aufgaben für die relevanten Bereiche aufgeführt: Mädchen- und Jungenarbeit, Jugendberatung und außerschulische Jugendbildung. Die sexualpädagogische Prävention sexueller Gewalt kann sich auf § 14 des KJHG stützen:

»Jungen Menschen und Erziehungsberechtigten sollen Angebote des erzieherischen Kinder- und Jugendschutzes gemacht werden. Die Maßnahmen sollen junge Menschen befähigen, sich vor gefährdenden Einflüssen zu schützen und sie zu Kritikfähigkeit, Entscheidungsfähigkeit und Eigenverantwortlichkeit sowie zur Verantwortung gegenüber ihren Mitmenschen zu führen, Eltern und andere Erziehungsberechtigte besser befähigen, Kinder und Jugendliche vor gefährdenden Einflüssen zu bewahren.«

Da der Präventionsgedanke in diesen Gesetzen verankert ist und die Grundlagen einer die Sexualisation betreffenden Vorbeugung von Fehlentwicklungen inzwischen – zumindest im Ansatz – professionell entwickelt sind, kann davon ausgegangen werden, dass es in Zukunft einen wachsenden Bedarf an entsprechend ausgebildeten Fachkräften geben wird.

Verschiedene bereichsspezifische Präventionsanlässe wie z.b. die AIDS-Prävention und die Arbeit gegen den sexuellen Missbrauch mögen mit dem abflauenden gesellschaftlichen Diskurs auskühlen, so dass ein Teil der ohnehin meist nur zeitlich befristeten Projektstellen in die allgemeine pädagogische Präventionsarbeit bzw. die Sexualerziehung und Sexualberatung übernommen wird. Schwangerschaftskonflikte werden auch in Zukunft ein Thema bleiben und wegen ihrer ethischen und politischen Brisanz immer den Ruf nach Prävention wach halten.

Voraussichtlich wird um die neuen »Sexualtechnologien« herum ein größerer Bedarf an fachkundiger Beratung vor allem für Erwachsene entstehen. Gemeint sind damit nicht in erster Linie so genannte Potenzpillen, sondern vor allem die neuen Möglichkeiten der Prävention genetisch vorgezeichneter Behinderungen, der künstlichen Befruchtung und Genommanipulationen.

Die begonnene Integration der Sexualpädagogik in die sozialpädagogischen Institutionen wird nicht in gleicher Weise abgeblockt werden können, wie das in den 70er-Jahren mit der Sexualpädagogik in der Schule passiert ist. Sexualpädagogik ist damals eher als Zugeständnis an eine um mehr Freiheit kämpfende Jugend und als Prävention des befürchteten Sittenverfalls eingeführt worden. Beide Anlässe hielten nicht lange genug vor, um ein lustvolles Thema in eine eher am »Ernst des Lebens« orientierte Institution zu implementieren. Heute ist Sexualerziehung bewusster in das sozialpädagogische Programm der Orientierungshilfen zur psychosexuellen Identitätsentwicklung aufgenommen, weniger spektakulär aber dafür breitenwirksamer.

Sexualpädagogik als Aspektdisziplin der Erziehungswissenschaft befindet sich zurzeit noch in der Konsolidierungsphase. Die zaghaften Versuche, vorhandene Zusammenschlüsse von Sexualpädagoginnen und Sexualpädagogen als Kristallisationspunkte für den Theorie – Praxistransfer zu reformieren (Deutsche Gesellschaft für Geschlechtserziehung, Pro Familia) finden bisher kaum eine Entsprechung im universitären Zusammenhang der Erziehungswissenschaft. So existieren bis zum heutigen Zeitpunkt keine Lehrstühle oder wissenschaftliche Mitarbeiterinnen und Mitarbeiter für Sexualpädagogik an bundesdeutschen Hochschulen. Erst 1998 wurde eine Gesellschaft für Sexualpädagogik mit Sitz in Kiel ins Leben gerufen, die von Hochschullehrerinnen und -lehrern getragen wird, die zwar nicht immer hauptamtlich, jedoch schwerpunkthaft mit Sexualpädagogik befasst sind und den Dialog mit den inzwischen zahlreicher gewordenen Praxiseinrichtungen und Fachinstitutionen suchen.

Neben der *Forschung und Theoriebildung* zu Grundsatzfragen, didaktischen und institutionellen Realisierungsformen von Sexualpädagogik, Sexualandragogik und -gerontagogik müssen auf dem Hintergrund neuerer Erkenntnisse kritischer Sexualforschung die folgenden exemplarisch benannten aktuellen Diskurse einer – noch ausstehenden – wissenschaftlichen Bearbeitung zugeführt werden:

- Sexualität und Gesellschaft: Was leistet Sexualerziehung angesichts des empirisch dokumentierten Widerspruchs zwischen Erlebnishunger und Lustlosigkeit vieler Menschen?
- Sexualität und Anthropologie: Ist die Kultivierung der aggressiven Elemente des Sexuellen durch Sexualerziehung nötig und möglich?
- Sexualität und Lebensweisen: Was kommt nach der Familie bzw. wie kann Sexualpädagogik plurale Formen des Intimlebens und des Zusammenlebens mit Kindern begleiten?
- Sexualität, Intimität und Pädagogik: »Was macht die Lust, wenn die Pädagogik kommt?«
- Sexualität, Geschlechtsrollen und Moraldiskurs: Wie wandeln sich Erotik und das Geschlechterverhältnis bei fortschreitender gewaltpräventiver Verhandlungsmoral?
- Sexualität und Gesundheit: Wie kann Sexualpädagogik die Balance zwischen Freiheit und Sicherheit fördern?
- Pädagogischer Eros: Welche »erotischen Gravitationen« sind im pädagogischen Bezug hilfreich und welche zerstören ihn?

Die *Ausbildung* in Sexualpädagogik und pädagogischer Sexualberatung erfolgt selten integriert in die sozialpädagogische oder pädagogische Erstausbildung. In der erzieherischen und sozialen Praxis sind jedoch vielfältig veröffentlichte sexualpädagogisch relevante Probleme vorhanden. Es besteht Handlungsbedarf bei allen Verantwortlichen, die im Alltag mit Kindern, Jugendlichen und Erwachsenen zu tun haben. Soziale und erzieherische Praxis kann nicht warten, bis die für eine solide Aus- und Fortbildung notwendigen Wissensbestände und systematisierten Erfahrungen vorhanden sind. Entsprechend gab es immer schon Autodidakten, die ihre Erfahrungen in die Aus- und Fortbildung der nächsten Generation von Multiplikatorinnen und Multiplikatoren eingebracht haben. Hinzugekommen sind jene Institutionen und Einzelpersonen, die durch Forschungsaufträge im Zusammenhang mit den aktuellen Problemthemen Informationen und Einsichten bekommen haben, die sie zunächst in die Ausbildung an Universitäten und Fachhochschulen, zunehmend auch in die Fortbildung einfließen lassen.

An wenigen Fachhochschulen und Universitäten sind neuerdings kleinere Bausteine (so z.B. an der Universität Kiel), sehr selten ein sexualpädagogischer Schwerpunkt (wie z.b. an der Fachhochschule Merseburg und der Hochschule für Soziale Arbeit in Luzern [CH]) studierbar. Meist handelt es sich um berufsbegleitende Weiterbildungen an darauf spezialisierten Instituten wie z.B. die Ausbildung zum Sexualpädagogen und zur Sexualpädagogin am bundesweit arbeitenden Institut für Sexualpädagogik mit seinem Sitz in Dortmund oder bei Pro Familia.

2. Was ist Sexualität?

Sexualität zu definieren, macht einige Mühe. Sexualität umfasst zu viel und zu Widersprüchliches, ist weitgehend dem Irrationalen und Unbewussten verhaftet. Kurz: Die Widerborstigkeit dessen, was menschliche Sexualität darstellt, sträubt sich gegen jede rational einsichtige Benennung – um die wir aber zumindest annäherungsweise nicht umhin können, wenn wir unnötiges aneinander vorbei Reden vermeiden wollen.

Eine sehr treffende, für wissenschaftliche Zwecke jedoch kaum weiterhelfende Definition stammt von der amerikanischen Sexualtherapeutin Offit:

»*Sexualität ist, was wir daraus machen. Eine teure oder eine billige Ware, Mittel zur Fortpflanzung, Abwehr gegen Einsamkeit, eine Form der Kommunikation, ein Werkzeug der Aggression (der Herrschaft, der Macht, der Strafe und der Unterdrückung), ein kurzweiliger Zeitvertreib, Liebe, Luxus, Kunst, Schönheit, ein idealer Zustand, das Böse oder das Gute, Luxus oder Entspannung, Belohnung, Flucht, ein Grund der Selbstachtung, eine Form von Zärtlichkeit, eine Art der Regression, eine Quelle der Freiheit, Pflicht, Vergnügen, Vereinigung mit dem Universum, mystische Ekstase, Todeswunsch oder Todeserleben, ein Weg zum Frieden, eine juristische Streitsache, eine Form, Neugier und Forschungsdrang zu befriedigen, eine Technik, eine biologische Funktion, Ausdruck psychischer Gesundheit oder Krankheit oder einfach eine sinnliche Erfahrung.*« (Offit 1979, S. 16)

Angedeutet wird mit dieser Definition, dass es offenbar schwierig wird, Sexualität als Realdefinition zu präsentieren, also derart, dass ein »eigentliches Wesen« des Sexuellen ausgedrückt wäre und auch noch das entferntest vorkommende Ereignis mit sexuellem Anklang mit erfasst würde. Entscheidend ist, was ein jeweiliger Kulturkreis – und im wissenschaftlichen Zusammenhang eine Gruppe von Personen, die sich forschend mit Sexualität auseinandersetzt, als Bedeutungskern definiert.

2.1 Sexualität ist mehr als Genitalität – Sexualität ist aber auch nicht alles im Leben

Im allgemeinen Sprachgebrauch meint Sexualität oder sexuelles Verhalten die Funktion von oder das Umgehen mit den Sexualorganen, meint also Genitalität oder genitales Verhalten. Auch die positivistisch-medizinisch orientierte amerikanische Sexualwissenschaft hat dazu beigetragen, dass der Bedeutungsgehalt von Sexualität auf das körperlich Wahrnehmbare, vor allem Messbare, reduziert wurde: Versteifungen von Penis und Brustwarzen, Veränderungen der Scheidenflüssigkeit, Muskelkontraktionen, Verfärbungen der Haut und statistisch normierte Abläufe sowie mögliche Störungen.

Die kulturhistorisch aufweisbare Abwehr der Sinnlichkeit, spontanen Lust, der Leidenschaft im Industrialisierungsprozess der Moderne, insbesondere aber die Abspaltung der streng tabuisierten körperlichen Lust, ihre Verdrängung ins Private wurde im Zusammenhang mit der Tendenz zur Übernahme naturwissenschaftlicher Erkenntnisformen in die Humanwissenschaften zur Grundlage der behavioristischen Verhaltensforscher wie Kinsey, Master und Johnson (Masters/Johnson 1980). Sexualität in ihrer Bedeutung von Genitalität wurde herausgeschnitten, allen anderen Gefühls- und Erlebnisweisen des Menschen und damit ihrer vielfältigen Verknüpfungen mit der gesamten Person einschließlich der lebensweltlichen und gesellschaftlichen Bedingungen enthoben. Im prüden Amerika der 60er- und 70er-Jahre hatte eine Sexualwissenschaft auch keine andere Chance, als sich mit klinisch-hygienischem und sezierendem Erkenntnisinteresse dem allseits tabuisierten Thema Sexualität zu nähern.

Das ist zumindest für die amerikanische Gesellschaft immer noch aktuell. Vor nicht so langer Zeit spielte der Begriff Sexualität auf der Bühne der Großen Politik eine Rolle. 1998 schwörte William J. Clinton: »Ich hatte keine sexuelle Beziehung mit dieser Frau.« Gemeint war Monica Lewinsky, die ihm eine Fellatio hat zukommen lassen. Ob der Präsident nun gelogen hat, war eine definitorische Frage, und die empirische Sozialforschung gab ihm Recht. 1991 hatten nämlich noch mehrheitlich die US-Amerikanerinnen und Amerikaner geantwortet: Geschlechtsverkehr! Der bloß oralgenitale Kontakt gehörte bei drei von fünf Befragten nicht zur Sexualität. Ende 1998 wurde die Befragung wiederholt und ergab dasselbe Ergebnis.

Sowohl das persönliche Erleben als auch die historische Begriffsgeschichte und inzwischen der Mainstream der Sexualwissenschaft sprechen gegen diesen verkürzten Sexualitätsbegriff: Die meisten Menschen spüren in ihrem Alltagsleben – wenn auch in unterschiedlicher Stärke – die Zusammenhänge zwischen körperlicher Lust (ob Geschlechtsverkehr oder Petting), Erotik, Leidenschaft und Liebe einschließlich ihrer Spannungen und Widersprüche. Sie kennen auch die Abhängigkeiten von inneren Gestimmtheiten, äußeren Anreizen, biografisch unterschiedlichen Lebensphasen.

Auch die historische Begriffsgeschichte – die eine eigene Abhandlung beanspruchen könnte – zeigt die wechselvollen Bedeutungsinhalte, die im öffentlichen Diskurs jeweils der Sexualität zukamen. Der Begriff stammt ursprünglich aus der Biologie und meinte dort lediglich das Vorhandensein männlicher und weiblicher Organismen. Erst Anfang des 19. Jahrhunderts wurde er von Wissenschaftlern auf den Menschen übertragen. Er klang unverdächtig, von lustvollen Assoziationen gereinigt und eignete sich vorzüglich zur Benennung der im 19. Jahrhundert sich durchsetzenden Einengung der Funktion des Sexuellen auf das Fortpflanzungsgeschehen. Der belgische Sexualforscher J. van Ussel hat für den flämischen und deutschen Sprachraum nachgewiesen, dass noch bis in das 17. Jahrhundert hinein eine überaus reichhaltige Sprache existierte, die differenziert über sexuelle Gegebenheiten und Zusammenhänge zu reden und zu schreiben erlaubte und das Sexuelle im Sinne genitaler Lust in vielfältigen Beziehungen zu allen Bereichen des Menschen beschrieb (vgl. van Ussel 1977).

Mit einer Dirne verkehren hieß »mit jemandem fröhlich genießen«. Ein Buch beschreibt »Der Hals der Leibmutter (Gebärmutter) saugt so angenehm während des verliebten Spiels den Samen an sich, dass er aus der Rute des Mannes springt«. Ein beliebtes Kosewort für den Gatten war »Mea mentula« – meine Rute. Die französische Sprache hatte 300 Worte für den Koitus, 400 für die Genitalien. Die Sprache war nicht bitter ernst und schwerwiegend, sondern durchaus humorvoll und mit mildem Spott durchzogen (van Ussel 1977, S. 27).

Aber auch nicht jedes menschliche Verhalten hat mit Sexualität zu tun. Wollen wir heute angemessen, auch wissenschaftlich redlich über Sexualität reden, müssen wir einerseits die systemischen Bezüge sexuellen Erlebens wieder sehen und Sexualität in ihrem Gesamtzusammenhang von Person und Gesellschaft begreifen, dürfen andererseits Sexualität nicht in allgemeinen persönlichen Beziehungen auflösen, wenn der Begriff einen Sinn behalten soll.

Das Gemeinte darf nicht aufgehen in körperlichen, psychischen und sozialen Beziehungen zwischen Menschen, denn davon gibt es viele. Neben der Tatsache, dass ein solcher »Pansexualismus« im wissenschaftlichen Bereich keine nützlichen Aussagen mehr zulässt, besteht auch auf dem Sektor der Sexualerziehung die Gefahr, dass diejenigen, die das Sexuelle im allgemein Persönlichen und Sozialen auflösen wollen, damit gleichzeitig das Körperliche, das Sinnliche, die Lust eliminieren.

Beliebt ist z.B. die Aussage von Pädagoginnen und Pädagogen, dass Sexualität in ihrem Praxisfeld im Zusammenhang einer allgemeinen Sozialerziehung behandelt würde. Bei genauerem Hinsehen ist dann vielleicht noch von Liebe, nicht aber von Lust und Leidenschaft die Rede, nicht mehr von den subjektiv bedeutsamen und spannenden Themen, die Jugendliche umtreibt und zu denen sie sich pädagogische Begleitung gut vorstellen könnten. Unter dem Deckmantel der Ganzheitlichkeit droht die Lust von der Sittlichkeit, vom Primat der geistigen Liebe erstickt zu werden.

2.2   Ein systematischer Definitionsversuch

Sexualität kann begriffen werden

- als allgemeine, auf Lust bezogene Lebensenergie,
- die sich des Körpers bedient,
- aus vielfältigen Quellen gespeist wird,
- ganz unterschiedliche Ausdrucksformen kennt und
- in verschiedenster Hinsicht sinnvoll ist.

2.2.1 Sexualität als allgemeine auf Lust bezogene Lebensenergie

Sexualität hat eine treibende organische Basis, die lange Zeit im psychoanalytischen Jargon als Trieb identifiziert wurde, heute jedoch vorsichtiger als allgemeine Lebensenergie bezeichnet wird. Obwohl Freud mit seinem Triebbegriff und seinem Libidokonzept den Menschen noch sowohl als Körperwesen als auch als Gesellschaftswesen erfasste, ist der Begriff »Trieb« inzwischen zu sehr mit einer populären »Dampfkesseltheorie« assoziiert und hat damit ein bestimmtes, meist männlich gedachtes Sexualverhalten legitimiert. Der Triebbegriff verführt zudem zu der Möglichkeit, Sexualität auf einen natürlichen Kern zu reduzieren, ein Versuch, den Wissenschaftler und Moralapostel gleichermaßen seit einigen Jahrhunderten und immer wieder mal aus aktuellem Anlass reizte. Gefragt wird immer mal wieder: Ist dieses oder jenes Sexualverhalten natürlich? Ist der Mensch nun von Natur aus hetero-, homo- oder bisexuell? Ist die Ehe die erste und heiligste Einrichtung der Natur? Inwieweit ist diese oder jene sexuelle Reaktion biologisch voraussehbar, körperlich gesteuert? Gibt es etwas spezifisch natürlich bedingtes Weibliches und Männliches? Welches Ausmaß an Promiskuität, Fetischismus, Sadomasochismus ist normal, weil es auch bei Naturvölkern vorkommt?

Ohne hier auf einzelne Akzentsetzungen der Anthropologie eingehen zu können – ein breiter Konsens unter Anthropolog/innen und Sexualwissenschaftler/innen besteht seit Arnold Gehlen angesichts der Aussage: Der Mensch ist »von Natur aus« gesellschaftlich, und seine Sexualität ist es auch (vgl. Gehlen 1969, S. 86).

Sexualität ist eine gesellschaftliche Kategorie. Das natürliche Moment am Sexuellen lässt sich vom gesellschaftlichen nicht trennen.

»Wer von ›natürlicher‹ Sexualität als biologisch vorausgegebener, gesunder, normaler, richtiger, als nur gesellschaftlich überlagerter oder als der ungebrochenen, ungehemmten des ›einfachen Menschen‹ redet, leugnet die gattungsspezifische Besonderheit des Menschen, die in seiner gesellschaftlichen Geschichtlichkeit besteht« – sagt Volkmar Sigusch. »Wer in diesem Sinne von natürlicher Sexualität redet, will menschenfeindliche medizinische Attacken rechtfertigen (Beispiel Eingriffe in die organische Basis durch Psychochirurgie), will bestimmte Ausdrucksformen von Sexualität als von der Natur Gewollte proklamieren (Beispiel der naturrechtlichen Sexualmoral des Vatikans), entschuldigen und vorm Zeigefinger bewahren (Beispiel: Homosexualität), will ›alternative Lebensformen‹ unter die Leute bringen (Beispiel Psychosekten mit Programmen zur ›freien Liebe‹). Wer von natürlicher Sexualität redet, kocht in jedem Fall ›sein eigenes Süppchen und hat Grund dazu‹.« (Sigusch 1988, S. 187f.)

Also: Etwas rein Natürliches lässt sich nicht aus der menschlichen Sexualität herausschälen. Zum anderen gilt aber auch, dass Sexualität nicht in Geschichte und Gesellschaft aufgelöst werden kann, so dass sie zum bloßen Sozialisationsprodukt, womöglich sogar zu nichts weiter als einem Lernerfolg wird. Das Konzept der Sozialwissenschaftler Fricker und Lerch geht von der Vorstellung aus, dass Sexualität, als Motivation und Verhalten, gelernt und gelehrt werden könne (vgl. Fricker/Lech 1976, S. 85). Was ankonditioniert wurde, kann nach dieser Vorstellung natürlich auch wieder »wegkonditioniert« werden – eben durch herrschende Sozialisationseinflüsse (»Du sollst keine Sexualität haben – zumindest keine, die dem gesellschaftlichen Trend widerspricht«) und möglicherweise auch durch Selbsttätigkeit, durch inneres Selbst-Programmieren (»Ich will keine Sexualität haben, also habe ich auch keine«). Dass es so einfach nicht ist, zeigen Alltagserfahrungen und die vielen Versuche, so genannten Triebtätern Linderung und der Gesellschaft Sicherheit vor ihnen zu verschaffen. Und überhaupt: Ist das Sexuelle als energetisches Potenzial, vielleicht ein Rest subjektiver Widerständigkeit, der uns Menschen vor der totalen gesellschaftlichen Manipulierbarkeit bewahrt?

Es ist meiner Ansicht nach immer noch nützlich, von der Hypothese des Sexualwissenschaftlers Fritz Morgenthaler (1919–1984) auszugehen, der das Sexuelle von der Sexualität trennte. Das eine ist

>*»die Triebhaftigkeit im Es, also ein energetisches Potenzial, das dem Erleben ganz allgemein etwas Dranghaftes verleiht. Die Triebregungen sind ungerichtet, ziellos, unkonditioniert und vor allem unbewusst; sie finden im so genannten Primärprozess statt.«* (Morgenthaler 1984, S. 138f.)

Die Sexualität hingegen stellt sich als organisiert dar; sie ist das, »was das Ich unter dem Zugriff des Realitätsprinzips und der sich in ihm ausdrückenden geschichtlichen Gestaltungen aus dem Sexuellen macht« (Reiche 1990, S. 22). Der Begriff »Energie« ermöglicht, an der Differenz von Individuum und Gesellschaft festzuhalten – nicht nur, weil (wie der kritische Sexualwissenschaftler Volkmar Sigusch es formuliert)

>*»sie sich ohnehin Tag für Tag aufs grauenhafteste bewahrheitet (wo Menschen an ihren Lebensverhältnissen leiden), sondern weil noch der angepassteste und eingefügteste Mensch Empfindungen und Vorstellungen hat, die dem, was herrscht, widersprechen.«* (Sigusch 1984, S. 34)

In diesem Sinne lässt sich das Sexuelle letztlich nie befrieden als bloße Entspannungsübung oder als »erotische Demokratie«, wenn auch in unserer Gesellschaft verschiedene Tendenzen in diese Richtung weisen. Das Unberechenbare der Energie kann bei allzu rigiden Befriedungsversuchen zu einem frei flotierenden Eigenleben führen, das mit aggressiven Anteilen gemischt leicht sexuelle Übergriffe und andere gewaltsame Entgleisungen nahe legt.

Der Begriff allgemeine »Lebensenergie« benennt (vielleicht auch noch etwas zu »seicht«) die Alltagserfahrung der drängenden Lust, das ungerichtet Leidenschaftliche, Lustvolle, das »Magma des

Lebendigen«, wie Eberhard Schorsch es als kritischer Sexualwissenschaftler formuliert hat (vgl. Schorsch 1989) – und von dem Martin Dannecker besorgt fragt, ob es in der gegenwärtigen gesellschaftlichen Situation »im Tumult der Sexualitäten« überhaupt noch zum Vorschein komme bzw. sich gar entfalten kann? »Oder ist die herrschende Sexualordnung so angelegt, dass sie das Sexuelle aus den scheinbar munteren Sexualhandlungen der Menschen ausgrenzt?« (Dannecker 1992, S. 9)

Sexualität als Lebensenergie zu bezeichnen ist ein Versuch, sie vor der Dramatisierung zu bewahren, die im Triebbegriff enthalten ist, sie andererseits aber auch vor den blutleeren Begriffen des Verhaltens, der Motivation, der Kommunikation zu schützen, die vordergründig wissenschaftlich korrekter erscheinen, letztlich aber an der »Entsexualisierung« des Sexuellen (ihre Reduktion auf eine reine oberflächliche Befriedigung oder akrobatische Turnübung) mitarbeiten, die nach Martin Dannecker und Gunter Schmidt angeblich die heutige sexuelle Lage der Nation kennzeichnet.

2.2.2   Sexualität »bedient« sich des Körpers

Sexualität ist trotz aller Vergesellschaftung nicht ohne Körper zu denken. Sie ist lustvolle Begegnung von Körpern oder – wie es der Psychoanalytiker Dieter Wyss sehr schön ausdrückt,

> »eine Weise kommunikativer Zuwendung, die die Leibhaftigkeit des Anderen begehrt.« (Wyss 1981, S. 65)

Sexualität manifestiert sich im Körper, hat etwas zu tun mit Geschlechtsorganen, erogenen Zonen, muskulärer Spannung und Entspannung, mit Hormonen, vor allem mit dem Gehirn, das alle diese Organe und Funktionen steuert. (Deshalb die oft zitierte populäre Formulierung: »Die Sexualität hat ihren Sitz zwischen den Ohren.«) Und trotz aller gesellschaftlichen Verflochtenheit gibt es vielleicht manche tief in den Körper, in die genetische Struktur, eingeprägte Muster aus frühen Stadien der Evolution, aus unserer Körpergeschichte, die unser sexuelles Verhalten doch mehr bestimmen, als uns manchmal lieb ist.

Körper handeln in der Sexualität – und auch sonst – und nicht irgendwelche gesellschaftlich induzierte Leitinstanzen allein tun es. Der Köper handelt, wenn er Geschlechtsmerkmale vorweist, wenn er seine erotischen Vorzüge präsentiert, wenn die schon benannten körperlichen Erregungsindikatoren erkennbar sind. Die lassen sich ja nur in begrenztem Ausmaß willentlich steuern und sie werden von den Sinnen wahrgenommen, nur stellvertretend blass durch verbale Kommunikation. Im sexuellen Handeln kommt ans Tageslicht, wie wenig die Menschen bloß aus Interessen und Vernunft bestehen, wie sehr Gefühl und Leib, wie Erregung und Begierde an allem mitwirken. In kaum einem anderen Bereich als in der Sexualität stoßen die Dimensionen Leib als beseelter Körper, Gefühl und Gedanke so prekär zusammen – eine wissenschaftliche und vor allem sexualpädagogische Herausforderung sondergleichen. Es sind vergesellschaftete und sozial zugerichtete Körper, wie Pierre Bourdieu mit seinem Habitus-Konzept herleitet (Bourdieu 1990), aber es sind immerhin noch Körper – mit ihren physiologischen Möglichkeiten und Grenzen, ihren Erlebnisweisen von Lust, Sinnlichkeit, Erotik oder auch Hauthunger, Schmerz und Gefühllosigkeit, mit eingeschriebenen sexuellen Sensationschancen oder auch physischem Stumpfsinn, die bei allem Hang zur Variabilität und Machbarkeit existent und wirksam sind.

2.2.3 Sexualität wird aus vielen Quellen gespeist

Die vorhandene, sich körperlich manifestierende allgemeine Lebensenergie ist vielfältig kulturell durchsetzt, durch Lernprozesse gebremst oder entfaltet und kann aus sehr vielen, auch nicht sexuellen Wünschen, Sehnsüchten, Affekten und Konflikten erwachsen, kann diese auch umgekehrt sexualisieren. Die Tatsache, dass sich Sexualität nicht aus der Gesamtpersönlichkeit herausschneiden lässt, hat eine energetisch-dynamische Basis. Die Unterschiede im sexuellen Begehren ließen sich durch eine universell vorhandene, somatisch gespeiste und Lust aktivierende allgemeine Lebensenergie nicht erklären. Denn etwas gleichmäßig, nur harmlos Genussvolles ist die Sexualität (zum Glück) nicht immer. Es muss noch etwas hinzukommen, was die Unterschiede im sexuellen Erleben, was die Qualitäten von Intensität und Dynamik erklärt. Sexualität wird in ihrer je individuell sehr unterschiedlich ausgeprägten Weise energetisch gespeist durch die Indienstnahme nicht-sexueller Motive und Affekte.

Die Untersuchung dieser Thematik hat in der Sexualwissenschaft eine lange Geschichte von de Sade (Roman »Justine«, o.J.) über Bataille (»Der heilige Eros«, 1982) bis zu dem amerikanischen Sexualforscher Robert Stoller (Perversionen. Die erotische Form von Haß, 1979).

De Sade war der erste, der die pure Sexualität in ihrer Glücksmöglichkeit pessimistisch beurteilte und sie für ihre Langweiligkeit beinahe schon verachtete. Lust komme ihr nur zu, wenn sie über ihre »natürlichen Möglichkeiten« – ihren autochthonen Erlebniswert (würden wir heute sagen) – hinweg transzendiert werde. Ihn beschäftigte die Frage nach dem größtmöglichen Genuss aus der Sexualität über die engen Grenzen hinaus, die die Natur ihr setzt. Genauer: Er fragte nach den nicht-sexuellen Bedingungen von Erotik und sexueller Leidenschaft. Seine Antwort zieht sich durch seine endlosen, in ihrer zwanghaften Ausfaltung und Wiederholung ermüdenden Schilderungen sexueller Quälereien und Demütigungen: Das perfekt geplante, ungeheuerliche, sich über alle moralischen Schranken hinwegsetzende Verbrechen wird Grundlage größtmöglichen sexuellen Genusses. Wir mögen heute diesen Standpunkt als Ausdruck einer gestörten sexuellen Entwicklung ansehen. Zu untersuchen bleibt aber der Gedanke de Sades, dass Sexualität über die enge Möglichkeit, die die Natur ihr setzt, durch nicht-sexuelle Erlebnisse und Erfahrungen erweitert wird.

Nach den Forschungen des amerikanischen Sexualforschers Robert J. Stoller wird jede Erotik, jedes intensive Begehren durch biografisch bedingte Spuren von Angst, Feindseligkeit, Triumph und Kampf bestimmt (vgl. Stoller 1979). Stoller hat seine Erkenntnisse aus der Perversionsforschung gewonnen. Er bezeichnet jede Perversion als eine erotisierte Form von Hass. Die Mechanismen zur Erklärung von Perversionen sollen hier nicht weiter entfaltet werden, sondern gleich ein paar plausible Konsequenzen für die so genannte »Normalsexualität« beschrieben werden:

Das Hin- und Herbewegen zwischen Erwartung von Gefahr und Überwindung von Gefahr, das Eingehen eines Risikos – wenn auch eines kalkulierbaren – steigert sexuelle Erregung.

Im Spannungsfeld von Angst und Triumph wird Sexualität zum Kampf. Das Leitthema der Dramaturgie sexueller Erregung ist deshalb für Stoller Feindseligkeit. Risiko und Kampf münden in eine Konfliktlösung, meist die Überwindung eines Kindheitstraumas. Sexualität wird eingesetzt zur Bewältigung von alten Konfliktspannungen, die sich im Orgasmus kurzfristig lösen.

Diese Mechanismen lassen sich am deutlichsten in den sexuellen Fantasien, aber auch im Erleben einer sexuellen Handlung (zum Beispiel verschmelzend oder sich abkapselnd, liebevoll oder kämpferisch, hingebend oder überwältigend) wie auch in der Partnerwahl und in bevorzugten sexuellen Praktiken erkennen.

Der Sexualforscher Eberhard Schorsch hat die Universalität der Stollerschen Theorie und die ausschließliche Dramaturgie der Feindseligkeit bezweifelt. Nach Schorsch leben in der Sexualität zumindest auch frühe Zustände von Glück und Erfüllung, von Sehnsüchten nach infantiler Vollkommenheit wieder auf. Verschmelzung und Auflösung von Ich-Grenzen einerseits und das Sich-selbsterleben im narzisstischen Hochgefühl des Orgasmus andererseits könne auch der dynamische Hintergrund einer intensiv erlebten Sexualität sein (vgl. Schorsch 1993). Gunter Schmidt illustriert die Möglichkeit der Intensivierung sexueller Lust mithilfe von nichtsexuellen Quellen durch Beobachtungen aus dem Alltagsleben: Die Selbstbestätigung, die ein Junge durch die Eroberung des in seiner Clique begehrtesten Mädchens erfährt, kann sich sexualisieren durch besonders intensiv erfahrene Lust und Leidenschaft. Nicht selten ist von dem streitsüchtigen Paar die Rede, das nach anstrengender heftiger Auseinandersetzung sich ebenso intensiv leidenschaftlich und lustvoll liebt und damit die Aggression sexualisiert auslebt (vgl. Schmidt in Kentler 1988, S. 302ff.).

Vielfältige soziale und politische Bestimmungsfaktoren nehmen auf sexuelles Erleben Einfluss. Erwerbslosigkeit als Erfahrung gesellschaftlicher Ächtung kann nicht nur die Lebenslust mindern, sondern gleichzeitig den Mut und die Lust zur sexuellen Befriedigung. Umgekehrt kann lebendig und lustvoll gelebte Sexualität –

aus der Verliebtheitsphase kennen viele diese Erfahrung – dünn-häutiger und störbarer machen im Hinblick auf erlebte Gewaltver-hältnisse, in denen andere Menschen gefangen gehalten werden. Aus diesem theoretischen und praktisch erfahrbaren Zusammen-hang stammt der Satz: »Alles kann libidinös besetzt werden.« Sexu-elle Energie wird nicht nur durch nicht-sexuelle Quellen gespeist, sondern speist ihrerseits verschiedene Funktionen und Lebensbe-reiche.

2.2.4   Sexualität kennt ganz unterschiedliche Ausdrucksformen

Nach dem bisher Gesagten ist deutlich, dass sich Sexualität nicht reduzieren lässt auf Genitalität, also auf das, was man mit den Ge-schlechtsorganen machen kann.

Zärtlichkeit, Leidenschaft, Ergriffensein, Erotik, Sensualität, Ekstase, aber auch Momente der Verschmelzung, des innig gefühl-ten Aufgehobenseins sowie das Immer-Gleiche, die platte, kurze und schmerzlose Lust, der flüchtige Oberflächenreiz bis zu den vie-len Legierungen aus Sexualität und Gewalt, setzen im sexuellen Er-leben jeweils unterschiedliche Akzente. Alles ist zwar in gewissem Rahmen zu unterscheiden, nie jedoch völlig voneinander abzutren-nen. Jeder einzelne dieser Aspekte kann im Alltagsleben dominant werden und mit anderen zusammenwirken. Es spricht viel für die These des Psychoanalytikers Dieter Wyss, dass

> »jeder Mensch als Subjekt in allen Weisen der Zuwendung als un-teilbare Einheit anwesend ist.« (Wyss 1981, S. 65)

So lässt sich erklären, warum selbst in Beziehungen zwischen Freier und Prostituierter Bedürfnisse nach Nähe und Zärtlichkeit einflie-ßen oder in mancher religiös verklärten Schwärmerei Anteile kör-perlich genitaler Lust anwesend sind.

2.2.5 Sexualität ist in verschiedenster Hinsicht sinnvoll

Wenn hier von »sinnvoll« die Rede ist, wird keine moralische Kategorie angesprochen, sondern gemeint ist Sinn als eine Funktion, die Sexualität für den Menschen erfüllt:

Für viele ist Sexualität immer noch ein anderes Wort für *Fortpflanzung*. Bei dem kurzen Rückgriff auf die Begriffsgeschichte wurde die Ursache dieses Bedeutungsinhaltes deutlich: Der bei den Biologen benutzte Begriff (für das Vorhandensein männlicher und weiblicher Exemplare einer Art) wurde von Pädagogen, Theologen, Medizinern übernommen. Es ging ihnen im 19. Jahrhundert vor allem um den Kampf gegen die Onanie, allgemein um das Bestreben, das sexuelle Verhalten gänzlich auf das Fortpflanzungsgeschehen einzuschränken. Alle nur der Lust dienenden sexuellen Äußerungen wurden als pervers attribuiert und denunziert. An den Forschungen der Biologen waren die neuen wissenschaftlichen Moralhüter nicht besonders interessiert, sondern griffen dankbar das neue (ursprünglich unsexueller als »Geschlechtlichkeit« klingende) Kunstwort »Sexualität« auf, weil sie fürchteten, dass sie mit den bis dahin üblichen deutlichen Begriffen jenes gerade erst anheizten, wovor sie zu warnen angetreten waren.

Die Biologen füllten den Begriff Sexualität mit einem ganz anderen Inhalt. Das Prinzip der Sexualität besteht nach ihrer Auffassung darin, dass männliche und weibliche Lebewesen existieren. Damit soll nicht die Fortpflanzung, sondern die immer wieder neue Konstellation unterschiedlicher Bestände von Erbträgern (Genen) gesichert werden. Austausch oder Verschmelzung verschiedener Genbestände und Änderungen der Gene selbst schaffen die Chance, dass durch Variationen des Erbmaterials Individuen hervorgebracht werden, die ihrer Umwelt oder veränderten Umweltbedingungen besser angepasst sind als ihre Eltern.

»Wenn es nur darum ginge, sich zu vermehren, könnten das die höheren Lebewesen viel effektiver ohne das komplizierte sexuelle Beiwerk. Wo es rein um die Vermehrung geht, wählen sie den un-

> *geschlechtlichen Weg.* ... *Die deutliche Trennung sexueller Vorgänge, die der Variabilität und damit den individuellen Besonderheiten dienen, von den Vermehrungsvorgängen, die der Vervielfältigung des Vorhandenen dienen, ist noch im Bereich recht hoch entwickelter Lebewesen zu sehen. Sie wird erst im Laufe weiterer körperlicher Spezialisierung aufgegeben« und fällt beim Menschen zusammen.«* (Wickert/Seibt 1983, S. 75)

Das mag spitzfindig sein, denn Sexualität beim Menschen dient natürlich der Vermehrung und damit der Fortpflanzung, aber die genauere Analyse des biologischen Sachverhalts führt uns zu einer anderen interessanten Funktion der Sexualität, nämlich ihrer Identitätsfunktion, die als letzte behandelt werden soll, weil sie die drei zuvor Genannten integriert.

Der *Lustaspekt* vor allem ist jener, der die allgemeine Lebensenergie (tendenziell etwa gegenüber der Aggression) als Sexualität qualifiziert. Lust speist sich nach dem oben Gesagten zum einen aus der körperlichen An- und Entspannungsmöglichkeit, zum anderen auch aus dem Erfolg der Sexualisierung anderer eigentlich nichtsexueller Motivationen. Lust kann Kraftquelle sein, die Lebensmut erhöht und in der Leidenschaft und Ekstase ihren kraftvollsten Ausdruck finden kann. Lust kann aber auch so zu sagen als »kurz und schmerzlose« oberflächliche Spannungsreduktion erfahren werden – kein seltenes Phänomen menschlicher Sexualität und vor allem jener sexuellen Befriedigungen, die die Sexualindustrie bereitstellt, um einen frustrierenden Arbeitsalltag zu kompensieren.

Sexualität stiftet *Beziehung*, Beziehungen können sich auch sexualisieren. Der Beziehungsaspekt von Sexualität betont die Möglichkeit, im auch körperlichen, liebenden Kontakt zu anderen Menschen Wärme und Geborgenheit zu geben und zu empfangen. Sexualität als intime Begegnung kann das Bedürfnis nach Dauer, nach Vertrautheit, nach »Wiedererkennen« bzw. »Heimathaben« wecken. Erotik, Zärtlichkeit, aber auch leidenschaftliche Ekstase sind Ausdruck einer gefühlten Zuneigung und Liebe zu anderen Menschen. Sexuelle Verhaltensweisen können aber auch Machtverhältnisse ausdrücken und abbilden, wie das im Sexismus der Männer gegenüber Frauen ganz häufig der Fall ist.

Helmut Kentler hat darauf aufmerksam gemacht, dass der Zweck der Sexualität – individuelle Besonderheiten zu schaffen – beim Menschen noch eine zusätzliche Bedeutung bekommt: Sexualität wird hier das Mittel, um nicht nur die Gattung, sondern auch das Individuum den Umweltgegebenheiten besser anzupassen und so das Überleben der Persönlichkeit zu sichern. Die sexuellen Fähigkeiten werden eingesetzt, um Anerkennung und Selbstbestätigung zu bekommen, um Wünsche und Sehnsüchte zu erfüllen, um Liebe, aber auch Hass und Wut auszudrücken. Die bereits erwähnte Tatsache, dass sich Sexualität aus verschiedenen, auch nicht-sexuellen Quellen speist und ihrerseits als Energie zur Sexualisierung aller möglichen Bereiche verwandt werden kann, ermöglicht ihr, eine Persönlichkeit zu ergänzen, zusammenzuhalten und zu erhalten. Sexualität hat in diesem Sinne eine *Identitätsfunktion*.

Schon der Säugling kompensiert die schmerzvolle Erfahrung des Alleinseins, des Herausgefallenseins aus der Muttersymbiose mit Lust am Saugen, an der Berührung, später mit Vorformen der Selbstbefriedigung und schafft damit sein seelisches Gleichgewicht. Der bereits erwähnte Sexualforscher Stoller hat auf dem Hintergrund seiner Perversionsforschungen herausgefunden, dass viele zwanghafte sexuelle Verhaltensweisen als Selbstheilungsversuche von Menschen zu begreifen sind, deren Persönlichkeit meist in der frühen Kindheit schwer gestört wurde. Extrem gewaltsam gelebte Sexualität wäre somit sexualisierter Hass auf jene Personen oder Umstände, die solche Gefühlszustände früher hervorgerufen haben.

Aber nicht nur Aggressionen lassen sich sexualisieren, sondern auch die Sehnsucht, nach dem Wieder-eins-sein mit dem Ganzen, die Motivation, zu verschmelzen, die tief sitzende Vereinzelung aufzuheben. Vielleicht lässt sich die Bedeutung der Sexualität heute allgemein auf die Erfahrung von Desintegration zurückführen, die im Sexuellen zu kompensieren versucht wird, weil religiöse Befriedigungsmöglichkeiten nicht mehr wahrgenommen werden. Aber auch ohne dramatische Kompensationsaktionen der Sexualität als Überlebensstrategie hat Sexualität eine Identitätsfunktion.

Sexualität ermöglicht das Geben und Nehmen von Selbstbestätigung als Bedingung zur Selbstliebe und als Voraussetzung, auch andere in ihrem Selbst zu achten. Diese Identitätsfunktion von Sexualität macht deutlich, wie unsinnig es ist, bestimmte Ausdrucksformen und Lebensweisen bei den Menschen zu diskriminieren, weil sie nichts mehr mit Fortpflanzung zu tun haben so z.b. Kindersexualität, Sexualität im Alter, Masturbation und Homosexualität. Die Anerkennung ihrer Bedeutung ermöglicht, die ganze Wirklichkeit menschlichen Sexualgeschehens zu beschreiben und zu verstehen. Dieser Sexualitätsbegriff gesteht den Menschen zu, dass es verschiedene Sexualitäten gibt, deren Wert danach zu bestimmen ist, ob und wieweit sie geeignet sind, einem Menschen die für ihn notwendige »Überlebensausrüstung« zur Verfügung zu stellen.

2.3 Ganzheit und Teilaspekte im sexuellen Erleben

Die summarische Benennung dieser verschiedenen Sinnkomponenten von Sexualität verführt zu der Haltung, dass gelungene Sexualität nur dann gegeben ist, wenn alle vier Sinnaspekte von Sexualität gemeinsam erlebt werden. In der Tat spricht einiges dafür, dass Menschen mit sich selbst und mit anderen Probleme bekommen, wenn sie auf lange Sicht nur einen dieser Aspekte entwickeln können.

Das gilt für Menschen, deren Sexualität die einzige Quelle der Selbstbestätigung/Identität bleibt ebenso wie für jene, die sich auf die Lust des anderen einlassen, um Geborgenheit des »In-Beziehung-seins« zu bekommen. Das gilt ferner für jene, die Liebe in Beziehungen in Kauf nehmen, um Lust zu leben. Das gilt letztlich auch für die Menschen, welche Sexualität nur leben, um Kinder zu zeugen und ansonsten ihre Identität aus anderen Quellen speisen.

Das Problem liegt in der dauerhaften Fixierung auf eine dieser Sinnkomponenten, nicht in der Tatsache, dass eine bestimmte Komponente im Vordergrund steht. Im Laufe der biografischen Entwicklung von Kindern und Jugendlichen werden diese Sinnkomponenten meist in einer spezifischen Reihenfolge durchlebt und auch nur durch die zeitweilige Konzentration auf einen einzigen Aspekt entfaltet. Mehrheitlich stehen zu Beginn der sexuellen Karriere Teile des Identitätsaspekts im Vordergrund, vor allem die Neugierde am eigenen und fremden Körper sowie die Frage der eigenen Bedeutung für andere und die Bedeutung anderer für die eigene Person. Bei Mädchen und Jungen häufig noch unterschiedlich gewinnt anschließend der Beziehungs- oder der noch rein körperlich erfahrene Lustaspekt größere Bedeutung und erst relativ spät wird die Kraft spendende Funktion der Sexualität als Fruchtbarkeit entdeckt und ausgelebt.

Diese Reihenfolge ist nicht zwingend, wird je individuell auch unterschiedlich durchlebt. Entscheidend sind letztlich die vielfältigen Rahmenbedingungen und Einschränkungen oder Erlaubnisräume, die sexuelle Entfaltung gewährleisten oder behindern. Wenn in diesem Zusammenhang von »gelungener Sexualität« die Rede sein soll – und Pädagogen kommen um eine solche Utopie nicht herum – dann kann das Verhältnis der einzelnen Sinnaspekte zueinander am treffendsten mit »dynamischer Balance« gekennzeichnet werden. Auch im Laufe erwachsener Sozialisation gerät die Balance immer wieder aus dem Gleichgewicht und einzelne Funktionen drängen sich in den Vordergrund. Nur durch diese Dynamik kann auf einer jeweils höheren Ebene möglicherweise wieder eine neue Balance hergestellt werden. Dynamik und Weiterentwicklung der menschlichen, vor allem der ganz individuellen Lebens- und Sexualitätsgeschichte kommen gerade durch Vereinseitigung zustande, durch isoliertes Lusterleben, unerfüllte Liebessehnsucht oder leidenschaftliche Solidarität. Unbalancen ermöglichen das tiefe und konzentrierte Erleben eines Teilaspekts und wecken zugleich das Bedürfnis nach Ganzheit, nach der Balance der sich oft widerstrebenden Ausdrucksformen oder Sinnaspekte von Sexualität. Die dem Jugendalter oft noch zugestandenen Unbalancen hören auch im Erwachsenenalter nicht auf. Nach einer fade gewordenen Paarbeziehung tritt nicht selten die reine Lust in den Vordergrund des Wünschens und Erlebens. Trotzdem bleibt die Utopie der ganzheitlichen Paarbeziehung ideal und reales Bedürfnis. Wenn es gut geht, wird sie auf qualitativ veränderten Ebenen immer wieder punktuell erlebbar. Die Spannung zwischen dieser Sehnsucht und den erlebten Teilaspekten von Sexualität ist unabdingbar und ist gut so. Widersprüche, Vereinseitigungen bedeuten Dynamik; ständige Ganzheitlichkeit bedeutet Totalität und damit Stillstand. Lebendige Sexualität lebt von den Widersprüchen, von der subversiven Lust in der Ehe und von der subversiven Paarsehnsucht im Reich der puren Lust.

3. Spätmoderne Sexualverhältnisse und pädagogische Reflexionen

3.1 Verlust der Sonderstellung von Sexualität: Von der Wollust zur Wohllust

Zwischen den meisten der heute erziehenden Eltern und professionell pädagogisch Tätigen einerseits und den heute lebenden Jugendlichen besteht ein gravierender Unterschied in der Bedeutung von Sexualität. Wer unter repressiven Bedingungen seine eigenen Freiräume erkämpfen musste, wird sexuell anders fühlen, denken und handeln als jene, die heute unter sexualisierten Umweltbedingungen und einem sexualfreundlichen Elternhaus aufwachsen. Noch immer mag für beide Sexualität wegen ihrer breiten Bedeutungspalette das Thema Nr. 1 sein, doch das Empfinden mutierte – wie der Sexualwissenschaftler Dannecker sich ausdrückt –»von einem Drama zu einer angenehmen Freizeitbeschäftigung« (Dannecker 2002, S. 27). Das mag etwas zu pointiert formuliert sein weist aber doch auf etwas Wesentliches hin, das Gunter Schmidt u.a. mit seiner vergleichenden Studie studentischer Sexualität empirisch nachweisen konnten:

>*»Einer der größten und augenfälligsten Unterschiede der Aussagen zur Bedeutung der Sexualität in den Jahren 1981 und 1996 lässt sich zusammenfassend als Relativierung der Sexualität beschreiben: Sexualität wird 1996 häufiger als eine Erlebnismöglichkeit unter anderen angesehen und mit solchen anderen Möglichkeiten gleichgesetzt.«* (Schmidt 2000, S. 99)

Immerhin merkt ein Student in der Befragung lakonisch an:

>*»Sexualität kommt noch vor Skifahren – und das soll was heißen!«*
(21 Jahre, männlich) und eine Studentin antwortet:»*Stellenwert*

ist blöd. Man kann ja nicht alles Mögliche, was man über den Tag so treibt, am Vögeln messen! Wenn eine Antwort sein muss: ganz nett.« (30 Jahre, weiblich; ebd., S. 99)

Gleichzeitig wird in den Aussagen der Studierenden deutlich, dass die Relativierung der Sexualität nicht mit einer Banalisierung gleichzusetzen ist. Zu groß ist das Glück, das sie auch noch in ihrer zurechtgestutzten und entdramatisierten Livestyle-Variante verspricht: Insgesamt existiert aber eine Tendenz »weg vom drängenden, mächtigen und potenziell gefährlichen Trieb, hin zu der Vorstellung, eine erfüllte Sexualität bereichere das Leben und schaffe zusätzliche Motivation. Nicht die Befriedigung eines ohnehin vorhandenen Triebes ist bei einem derartigen Sexualverständnis das Ziel, sondern, wie Zygmunt Bauman (1995) prägnant formulierte, »Lustsammeln« (Schmidt ebd., S. 103). Verbunden ist mit dieser Sexualitätsvorstellung eine stark selbstreflexive Perspektive und das Bewusstsein davon, dass Sexualität als Garant für ein gelungenes Leben Arbeit bedeutet. Typisch sind dafür die beiden folgenden Aussagen, welche die Tendenz der in Schmidts Befragung ausgewerteten offenen Antworten zum Ausdruck bringen:

»Man sollte jederzeit darum bemüht sein, sich sexuell zu befreien und Ängste, Tabus, Hemmungen usw. abzulegen. Das gelingt auch, wenn man nur will.« (26 Jahre, weiblich) und »Sexualität ist wichtig aber nicht entscheidend. Es muss gut zwischen den Partnern klappen, aber nicht von Anfang an, vieles kann man auch zusammen lernen.« (27 Jahre, weiblich; ebd., S. 104)

Zu erwähnen ist jedoch auch, dass in der jüngsten Befragung wesentlich mehr Äußerungen vorkommen, die den Phasencharakter der Bedeutung von Sexualität betonen: *»Sexualität ist von einzelnen Lebensphasen abhängig, sie steht einmal mehr und einmal weniger im Vordergrund«* (33 Jahre, weiblich). Die Variationen erstrecken sich von großer Lustlosigkeit bis zu größten Sensationen: *»Sexualität ist wie Weinen und Lachen, ein stilles Gespräch und ein heftiger Beat«* (23 Jahre, männlich).

Je nach Grundeinstellung der Betrachtenden wird die gerade referierte Situationsbeschreibung unterschiedlich gedeutet. Angesprochen wurde schon die kulturpessimistische Variante der befürchteten Banalisierung der Sexualität, die ganz oft im Zusammenhang der allgegenwärtigen Sexualisierung geäußert wird. Schmidt nennt sie die französisch-dramatische Variante und zitiert Jean Baudrillard:

> *»Nichts ist ungewisser als der Wunsch hinter den Wucherungen seiner Gestalten.«* (Baudrillard 1992, 1996)

Gemeint ist, dass die Sexbilder, die um uns herum wuchern, unsere Wünsche aufsaugen, sie betäuben und sie unspürbar machen. Sigusch spricht von »Lean Sexuality« als eine neue gesellschaftliche Sexualform, für die Selbstdisziplin und Selbstoptimierung charakteristisch ist.

> *»Ein Inbegriff für diese Art von ›Neosexualitäten‹ sind für ihn Love Parades und Raver Partys. Werktags wird sauber und korrekt funktioniert, am Wochenende aber wird mithilfe von Designerdrogen, die den Körper von der Seele dissoziieren und Out-of-Body-Experiences gestatten, millionenfach eine Techno-Sau durch den Berliner Tiergarten getrieben, die nur noch von ferne an die Verheißungen und Risiken des ›Gartens der Lüste‹ des Hieronymus Bosch erinnert.«* (Sigusch 2001; hier zit. aus Pro Familia 3/2003, S. 7)

Pädagog/innen, die noch Kontakt zu Jugendlichen haben, lassen sich nicht so schnell zu solchen Schreckensbildern einer atomisierten und zum Lean-Sex reduzierten Sexualität heute hinreißen, wenn es auch nützlich ist, die medialen Massenphänomene im Auge zu behalten, weil sie Stimmungen und Gefühle verhaltenswirksam beeinflussen können. Dominant sind jedoch – und das zeigen atmosphärisch auch viele jugendkulturelle Nachmittagsserien im Fernsehen – bei den meisten Jugendlichen immer noch Neugier, Lust und Scham, Gefühlsdurcheinander, Sehnsüchte und Enttäuschungen, wenn es um die ersten oder auch weiteren Liebeserfahrungen geht.

3.2   Verhandlungsmoral: Vom Ende der Sexualmoral?

Neben die sexualkulturelle Befreiungstendenz der 60er- und 70er-Jahre ist – wie schon in der Diskursgeschichte der Sexualpädagogik aufgewiesen wurde – der »Gender-Diskurs« mit der Veröffentlichung sexueller Übergriffe in allen ihren Gestalten im Geschlechterverhältnis getreten. Konsequenter Weise mündete diese Thematisierung in einem »equal-rights«- Diskurs, der auch – eher als Nebenaspekt – die Demokratisierung des intimen Annäherungsverhaltens zur Folge hatte. Gunter Schmidt berichtete als erster von dem neuen Sexualkodex, der von den Studierenden von Antioch, einem kleinen liberalen College in den USA, in ihrer Vollversammlung beschlossen haben. Sie einigten sich für beide Geschlechter und alle sexuellen Orientierungen auf einen Katalog sexueller Korrektheit, Regeln fürs Flirten, Küssen, Streicheln, Schmusen und Beischlafen.

»Das Prinzip ist einfach: Explizite Fragen und explizite verbale Zustimmung für jede neue Ebene des sexuellen Kontaktes, also eine klare Frage und ein klares ›Ja‹ zum Kuss, zur Körperberührung, bei jeder erogenen Zone, zu jeder Form der Stimulation, sind Voraussetzung gemeinsamer Sexualität.« (Schmidt 1999, S. 10)

Die Geschichte beleuchtet eine gesamtgesellschaftliche Tendenz: Die Abschaffung einer Sexualmoral, die bestimmte sexuelle Handlungen (außereheliche Sexualität, Homosexualität, Oralverkehr usw.) als böse qualifiziert zugunsten einer Aushandlungsmoral: »Alles ist erlaubt solange die Beteiligten in Freiheit zustimmen.« Die Konsequenz ist deutlich: der klassische heterosexuelle Koitus wird zu einer von vielen möglichen Formen, sexuell zu sein. Perversionen verlieren ihren perversen Charakter, indem sie einvernehmlich vorgenommen und stolz geoutet werden. Als einzige sexuelle Besonderheit bleibt die Pädophilie ausgeschlossen, weil sie die Verhandlungsmoral verfehlt. Kinder können wegen des Machtungleichgewichts nicht in Freiheit zustimmen.

»Ehrwürdige Bilder und Konzepte unserer Kultur – Sexualität als Trieb und Wildheit, als unbändige, tabusprengende und transfor-

mative Kraft, als ewiges Drama, als Verstrickung auf Leben und Tod – goutieren wir noch selig im Kino, wie jüngst im Film Titanic, und wissen doch, das ist von gestern und untergegangen wie das Schiff.« (Schmidt 1999, S. 12)

Britische Soziologen haben die Chance gewittert, Sexualität in ihr Konzept der zunächst politisch formulierten Zivilgesellschaft einzubeziehen als eine Art »intimate citizenship«, wie Ken Plummer es nennt (Plummer 1997). Es ist im Grunde die logische Basis einer demokratischen Gesellschaft der Vielfalt, in der gleichberechtigte Individuen Intimität im weitesten Sinne selbstbestimmt und die Grenzen der anderen achtend leben. Mit Intimität ist alles gemeint, was zwischenmenschliche Lebensweisen in face-to-face-groups kennzeichnet: sexuelle Präferenzen, Formen der Annäherung, der Beziehung, der Kindererziehung, Vorstellungen von Männlichkeit und Weiblichkeit.

Zunächst einmal reizen diese Tendenzbeschreibungen Pädagogik Treibende zur Zustimmung. Was wollten wir anderes als den Auszug der Menschen aus ihrer selbstverschuldeten Unmündigkeit auch im Geschlechter- und Sexualverhältnis? Die Voraussetzung für gewaltlose Verhältnisse, also weniger sexuelle Übergriffe, emotionale Ausbeutung, einseitige Festschreibung von Frauen auf Erziehungs-, Beziehungs- und Hausarbeit ist zweifellos die möglichst herrschaftsfreie Auseinandersetzung über Bedürfnisse, Interessen und Lebensweisen.

Eine reflexive Erziehungswissenschaft hat jedoch Nebenfolgen zu bedenken, die mit jedem Erziehungshandeln verbunden sind. Wenn im Identitätsaspekt von Sexualität tatsächlich die Tendenz enthalten ist, unser Selbst psychohygienisch zu begleiten (vgl. Schorsch 1985), wenn wir im sexuellen Erleben nicht nur unsere Lebendigkeit spüren, sondern auch innere Spannungen abbauen, Ängste überwinden, Wut reduzieren und Streit in der Versöhnung ungeschehen machen, wenn Lust an Heimlichkeit und Verbotenem das Gefühl von Stärke weckt, ist mit sexueller Erregung auch immer ein Spiel mit der Gefahr verbunden. Wenn Sexualität nicht nur die symbolische Erfüllung von Symbiose, von Eins-sein mit sich und der Welt bedeutet, sondern auch die Umwandlung von Traumata in Triumph, von Angstabwehr und Konfliktminderung, dann ist zu Fragen, was eine Verhandlungsmoral als erotische Demokratie für Folgen zeitigt. Der Sexualwissenschaftler Eberhard Schorsch vermutete schon in den 80er-Jahren, dass das Ideal der Ehe als Partnerschaft dazu geführt hat, die in jeder Leidenschaft enthaltene Gefühlsqualität der Aggressivität auszuklammern und in die Reparaturwerkstatt Sexualindustrie zu verlagern. Das Fazit seines Exkurses war:

> »Die alltäglichen, die gemeinen Kanäle sexualisierter Aggressivität sind weniger die Perversionsbildungen oder offene Gewaltakte im Sinne von Straftaten, sondern die Pornografisierung und Prostituierung des Sexuellen, die das Sexuelle so sehr durchsetzen, dass sie zentrale Kategorien unserer Sexualität ausmachen.« (Schorsch 1985, S. 108)

Die Verhandlungsmoral der 90er-Jahre könnte diese Tendenz noch verstärken und neben sexueller Lustlosigkeit in den realen Liebesbeziehungen die Auslagerung der sexuellen Sensation mit ihren aggressiven Beimischungen in den »außerhäusigen« Sex unterstützen. Tatsächlich gibt es empirisch angezeigte Hinweise auf solche neuen Sexualverhältnisse. Gunter Schmidt spricht im Zusammenhang mit der Tatsache, dass immer mehr Eltern ihren Kindern erlauben, in den eigenen vier Wänden mit ihren Partnern und Partnerinnen zu schlafen und dem Sexualleben generell wohlwollend förderlich gegenüber stehen, von der »Verhaustierung« der Jugendsexualität mit der Tendenz, sich in zwei Sexualwelten zu bewegen: einer Entsexualisierten Partnerschaft und einer sexualisierten, sensationsreichen Außenwelt. Er interpretiert es

> »als ein spätmodernes Phänomen: die Entstehung zweier Sexualwelten, die nebeneinander existieren: die Welt des Symbolischen und die Welt des Verhaltens, also die Welt des Träumens und des realen Sex. ... Fantasiekonsum und das Zelebrieren der Fantasie sind längst ein eigener, wichtiger Bereich des Sexuellen geworden, aber eben nicht als Ersatz für die Realität, sondern als etwas Eigenes.« (Schmidt 1999, S. 15)

Die Individualisierung der Menschen in der Spätmoderne hat mit Sicherheit zu einer extremen Pluralisierung des subjektiven Sexualerlebens und Liebeslebens geführt, so dass wir als Pädagoginnen und Pädagogen die theoretisch-analytischen Tendenzaussagen zwar als Hypothesen im Hinterkopf haben sollten, keinesfalls aber als ausreichende Diagnose der individuellen Situation jener Menschen gebrauchen können, mit denen wir jeweils zu tun haben. Genauere Alltagsbeobachtungen kommen schon zu komplizierteren Typisierungen von Jugendlichen.

Bei einer zunächst wenig ernst gemeinten, dann aber durchaus mit selbstreflexivem Interesse betriebenen Auswertung von sexuellen Verhaltensmustern unter Jungen kam eine von mir geleitete sexualpädagogische Ausbildungsgruppe zu einer spezifischen Typisierung, die ich im Folgenden ausführen möchte. Wenn es gelingt, hinter den satirischen Etiketten reale Jungen mit spezifischen Erfahrungen, Ängsten und Sehnsüchten zu entdecken, kann eine solche Situationsbeschreibung pädagogisch nützlich werden. Bei den männlichen Sexualpädagogen kamen zumindest ernsthafte selbstreflexive Gespräche auf:

Als Apologeten der Verhandlungsmoral wurden zunächst die *Sexualmodernisten* mit den beiden Untergruppen der *Sexualdemokraten und Sexualexperten* genannt. Die *Sexualdemokraten* sind in ihren Liebesbeziehungen einfühlsame Beziehungsexperten, auf wechselseitigen Wohlfahrtsgewinn ausgerichtet. Sexualität ist für sie eine Oase der Stabilität und Voraussehbarkeit. Beziehung schafft Heimat und Lust.»Man gehört zusammen.« Als Problem dieses Typs wurde eine gewisse Körperferne und Lustlosigkeit geargwöhnt, die Tendenz, leidenschaftliche Fantasien abzuspalten und ein Sexualleben auf Sparflamme zu leben. Die *Sexualexperten* sind kompetente Fachleute in Sachen Sex und informierte Betrachter der»sexuellen Szenerie«. Erotik wird für sie zum Problem der Präzision, zur Abstimmung der Orgasmen durch scharf kalkulierte Hingabe. Technik ist Trumpf, eigene Lust ist dann nicht immer zu haben. Frauen betrachten sie als kompliziert psycho-physische Phänomene, als komplexe Apparatur, die variantenreich bedient werden will. Männlich ist, wer Frauen gefällt. Pädagogisch fragwürdig ist die Tendenz der *Sexualexperten*, ihre eigenen Regressionsbedürfnisse aus dem Blick zu verlieren. Ihre Fachlichkeit und Techniknähe verführt zum Ausweichen in die von Gunter Schmidt beschriebene Welt des Symbolischen, die ohne Friktionen und Kosten auskommt. Die Sexualexperten flanieren durch Straßen oder Fernsehkanäle und goutieren erotische Stimuli, eher wohltemperiert und vergnügt als belebend, lustvoll – ohne aufwühlende, zur Tat drängende Erregung zu spüren, sie sind »just activated«.

Die Sexualpädagogen aus offenen Jugendzentren hatten neben den Sexualmodernisten eine andere Spezies von Junge-sein im Blick, die so genannten *Sexualmatadore* mit den beiden Untergruppen des kultivierten *Macho* und des gewöhnlicheren *Machos*. Beide verstehen sich als Macher und Eroberer, die von Verhandlungsmoral nicht viel halten, der erste sublim, der zweite ungeschminkt. Ihr Ziel besteht in Überlegenheit und Unabhängigkeit, es zählt die Zahl der Eroberungen, die schnelle Befriedigung. Die Trennung von Sex als Körpersensation und Gefühl als Liebesimpuls führt zu Versuchen, Sex, Macht und (beim gewöhnlichen Macho auch Gewalt) entweder in ein und denselben Frauenbeziehungen auszuleben oder eine klare Trennung in Mädchen als Heilige und solche als Huren vorzunehmen und entsprechend zu behandeln. Der kultivierte *Macho* appelliert die aggressiven Spurenelemente der leidenschaftlichen Sexualität, weiß sie galant zu nutzen und findet genügend weibliche Gegenliebe, der gewöhnliche Macho erfährt schnell die Fremdzuschreibung gewalttätigen *Prolos*. Pädagogisch bedenklich sind beide, vor allem natürlich der *gewöhnliche Macho*. Beide Persönlichkeitstypen sind für sich genommen nicht in der Balance zwischen progressiven und regressiven Eigenschaften und zur psychischen Stabilität auf ein Gegenüber angewiesen, das genau das Fehlende erleidend repräsentieren muss. Das Fremde in sich selbst wird verleugnet und abgewertet, beim Gegenüber wahrgenommen und gleichzeitig exekutiert.

Wenig verbreitet aber sexualpädagogisch mit Wohlwollen geschildert wurde von den Jugendarbeitern der so genannte *Sexualhedonist* mit den beiden Spezies des *Sexualanarchisten* und des *dialogischen Liebeskünstlers*. Mit *Sexualanarchist* bezeichneten die Sexualpädagogen jene Jungen und Männer, die in den Medien schon mal als männliche Kriminalkommissare vorkommen, so etwa Henning Mankels Kommissar Wallander oder vielleicht sogar die deutsche Schimanski-Figur. Es sind Leidenschafts- und Erregungssammler mit ausgeprägt moralisch-demokratischem Bewusstsein aber ebenso klarer Abneigung jedem Verhandlungsgetue gegenüber. Sie haben etwas vom Flair des wilden Mannes, authentisch, kraftvoll, archaisch, sich dem Fremden ausliefernd. Im Hintergrund steht der Glaube an eine Art Sexualökonomie, die der marxistische Psychoanalytiker Wilhelm Reich zu einer ausgefeilten Theorie hochstilisierte: Die sexuelle Energie sorgt für ausreichend liebevolle und leidenschaftliche Beziehungen, wenn man sie nur freilässt und nicht in irgendwelche moralische Kontexte presst. Der *dialogische Liebeskünstler* wurde unter den Sexualpädagogen zu einer Art pädagogischer Kunstfigur hochstilisiert. Ihm gelingt auch in längerfristigen Beziehungen der Erhalt einer »ars erotica« mit langem Genuss und einem Dialog der Herzen und Körper. Verhandlung geschieht weniger rational sondern eher durch einen emotional-intuitiven Austausch, Nähe und Distanz, Eigenes und Fremdes werden in einer dynamischen Spannung gehalten, erotisches Spiel inszeniert, Heimat und Abenteuer als versöhnt erlebt. In der kritischen Diskussion dieses zunächst als Idealtyp ausgeschmückten jungen Manns wurden schnell die Schattenseiten benannt: Der Stress, der nicht ausbleiben kann, wenn dem Liebesleben eine derart selbstreflexive und authentische Daueraufmerksamkeit gewidmet wird. Hinzu kommt die Gefahr der Flucht in fernöstliche Ideologien, die letztlich aus dem doch Unvereinbaren »Heimat und Abenteuer haben wollen« die Tugend der Begierdelosigkeit machen, wie sie als letzte Stufe der Persönlichkeitsentwicklung der Buddhismus nahe legt.

Pädagogisch ist nützlich, »den Ball flach zu halten« und im Sinne der »Vervollkommnung des Unverbesserlichen« (Wulf 2001, S. 13 ff.) zu denken. Das meint, dass psychodynamisch schwer zu Vereinbarendes und damit auch Unverbesserliches im realen Leben ausbalanciert werden muss, wenn ein Höchstmaß an subjektivem Wohlbefinden erreicht werden soll. Hinter die Aufklärung sollten wir nicht zurückfallen und das Demokratieprinzip der Vereinbarung als Grundprinzip nicht anzweifeln. Vielfalt erfährt hier ihre Grenze und es muss immer wieder neu viel dafür getan werden, damit Menschen vor sexuellen Aktionen geschützt werden, die gegen ihren Willen ausgeübt werden. Verhandlungsmoral muss aber nicht zum kontrollierten Lean-Sex führen, sondern kann zum bio-psycho-sozialen Habitus der auch nonverbalen Übereinkunft werden, die selbst nicht vereinbarte Spontaneitätsaktionen einschließt. Je höher eine Sexualkultur entwickelt ist, umso mehr Ambivalentes, Unverbesserliches kann sie zur Lebenskunst und damit auch zur ars erotica integrieren. Fernöstliche Haltungen, sogar Techniken z.B. der Tantrasexualität, mögen dazu beitragen, dürfen aber nicht zu einer Art hegemonialer Leitkultur werden, die ihrerseits wieder Vielfalt beschneidet.

3.3   Reine Beziehungen und sexuelle Treue

»Herr(Frau) im eigenen Haus« bzw. »Chairperson seiner (ihrer) selbst« zu sein – um Begriffe aus Psychoanalyse bzw. Themen zentrierter Interaktion zu gebrauchen – ist die Voraussetzung zur erwachsenen Verhandlung von Bedürfnissen, Wünschen und Lebensweisen. Bezogen auf den Beziehungssektor, auf die Lebensform, bedeutet das, möglichst wenig abhängig zu sein von kulturellen Mustern, ritualisierten Beziehungsformen und institutionalisierten Lebensformen. Konsequent ist vom englischen Soziologen Anthony Giddens als »reine Beziehung« gekennzeichneten Ideal die Rede, bei der das Adjektiv nicht wertend, sondern nur beschreibend zu verstehen ist. Bei der vorbürgerlichen Vernunftehe und in manchen muslimischen Kulturen beschränkte bzw. beschränkt sich noch immer das Verhandeln auf das Aushandeln der materiellen Rahmenbedingungen einer ansonsten vorherbestimmten Paarbeziehung durch die Eltern und Verwandten. Wenn das Aushandeln von Liebes- und Sexualitätsweisen aber die unmittelbar Betroffenen selbst erreicht hat, gehört es zur Reinheit einer solchen Beziehung, prinzipiell instabil, zeitlich prekär zu sein, da jeder Daueranspruch die für jeden Moment des Zusammenseins geltende Freiwilligkeit außer Kraft setzen würde. Der heute 30-Jährige hat durchschnittlich schon mehr feste Beziehungen hinter sich als 70-Jährige in ihrem viel längeren Leben. Inzwischen spricht man von sukzessiver

Monogamie, weil sich die meisten jugendlichen Paare für sexuelle Treue entschieden haben, die Beziehung aber nur so lange aufrecht erhalten, so lange die Beteiligten einen wechselseitigen emotionalen Wohlfahrtsgewinn davon haben. Sie geht in die Brüche, wenn die auch emotional und körperlich-sexuell gefühlte Lebensqualität verloren gegangen ist.

> »Aus dem Paar, das durch basale Aufgaben, durch Institutionen, lebenswichtige wechselseitige Abhängigkeiten und durch Normen zusammen gehalten wurde, wird ein rekreatives und erlebnisorientiertes Team. Beide Partner müssen vielfältige Talente entwickeln, um das Wohlfühlen – zumindest eine Zeit lang – zu gewährleisten, vor allem die Fähigkeit des Aushandelns.« (Schmidt 1999, S. 13)

Alles muss dann ausgehandelt werden, nicht nur die Sexualität:

> »Wer kocht, wer kauft ein, was unternimmt man gemeinsam, wer bringt die Kinder zur Schule, wer holt sie ab, wer trifft Freunde, wer erledigt die Telefonate mit Oma und Opa usw. Schon der Beginn einer Beziehung, das Verlieben, kann Tausch- oder Verhandlungssache sein. In Nicky Silvers Theaterstück ›The Food Chain‹ sagt ein Protagonist: ›Ich bin verliebt in Ford, falls er in mich verliebt ist, ich lasse mich in keine einseitige Affäre verwickeln‹.« (ebd., S. 13)

Die reine Beziehung ist nicht notwendig monogam, auch diese Frage ist für Vereinbarungen offen, statistisch sicher nicht so oft, eher bei Homosexuellen oder auch einigen langfristig gebundenen heterosexuellen Paaren. Ansonsten verhalten sich heterosexuelle Paare – mal abgesehen davon, dass an die Stelle der Ehe die »feste Beziehung« getreten ist – heute genau so, wie die Sexualmoral das schon immer von ihnen verlangte. Nicht von außen erzwungen, wohl aber von innen heraus gewollt. Liebe und Partnerschaft haben sich zu einer emotionalen Zwangsbedingung für Sexualität entwickelt. Natürlich gibt es in den Phasen vor einer festen Liebesbeziehung oder zwischen den Paarbindungen auch bei Jugendlichen sexuelle Kontakte, dann auch mit mehreren Partnern und Partnerinnen. Sobald aber eine Beziehung als fest definiert wird, werden Liebe, Treue und Sexualität unhintergehbare, sich wechselseitig aufladende Ideale, die sexuelle Untreue ausschließen.

»Mit der sexuellen Untreue verhält es sich demnach so, wie es sich mit der Liebe verhält. So wie die Liebe eine Person in ein völlig anderes Licht taucht und zu einem Wesen anderer Art macht, so verändert offensichtlich die sexuelle Untreue die Beziehung zu der gerade noch geliebten Person, die durch die Untreue schlagartig zu einer wird, bei der weder die Sexualität noch die Liebe bleiben kann.« (Dannecker 2002, S. 32)

Wie schon gesagt, existiert bei homosexuellen Paaren, zumindest bei den Männern, ein anderes Muster. Immerhin lebt zurzeit die Hälfte aller Homosexuellen in einer festen Beziehung, die mit Liebe assoziiert ist. Manche leben in einer festen Beziehung, die aber zugleich offen für andere sexuelle Begegnungen ist. Die mit einer offenen Beziehung verbundene sexuelle Untreue wird ausgehandelt, oft auch ausgestritten. Manchmal werden bestimmte Voraussetzungen definiert, unter denen andere sexuelle Erfahrungen möglich oder eben nicht erwünscht sind. Aber immerhin: Die Libido der homosexuellen Männer ist nicht nur an *eine* Person gebunden. Interessant ist übrigens eine der möglichen Erklärungen dafür: Homosexuelle wurden wegen grundsätzlicher Diskriminierung nicht zur Zielgruppe sexualmoralischer Normierung, so dass sich innerhalb der homosexuellen Subkulturen im Sinne der Reichschen Sexualökonomie die widersprüchlichen Bedürfnisse von Sicherheit und Abenteuer, Treue zu anderen und Treue zu sich selbst in einer pluralistischeren Manier ausbalancieren ließen. Unbeeinflusst von Kirche und familienorientierter Sexualpädagogik konnte Freuds berühmter Satz »Wo sie begehren, können sie nicht lieben und wo sie lieben, können sie nicht begehren« zu anderen Lebensweisen führen als in heterosexuellen Kreisen, auf die dieser Freud-Satz eigentlich gemünzt war. Freud behauptet ja mit seiner Aussage eine Trennung von sexualisierten und desexualisierten Strebungen auf verschiedene »Objekte«. (Er bestreitet damit nicht, dass trotz dieser Spaltung Liebesfähigkeit existiert!) Die gegenwärtige Heterosexualität ist so konstruiert, dass nur dort begehrt werden darf, wo auch geliebt wird. Und zwar als Norm und gleichzeitig als internalisiertes Gefühl. Dannecker bemerkt nach der Beschreibung und Analyse dieses Sachverhalts lakonisch:

> »Vielleicht ist das aber auch eine durch die Gleichsetzung von sexuellen Akten mit sexuellem Begehren zustande gekommene Täuschung. Wäre das so, würde das Begehren auch der Heterosexuellen stärker als das scheint außerhalb ihrer Liebesbeziehungen herumvagabundieren und sich auf alle möglichen anderen Objekte richten. Diese These würde sich mit der unisono von Sexualforschern konstatierten und zugleich beklagten sexuellen Langeweile, die in den letzten Jahrzehnten in die heterosexuelle Welt eingezogen ist, womit vor allem die heterosexuelle Paarbeziehung gemeint ist, gut vertragen.« (ebd., S. 35)

Stimmig ist dann auch wieder die These von Gunter Schmidt von den beiden Sexualwelten, in denen sich die Menschen zunehmend selbstverständlich einrichten: der entdramatisierten Sexualität in den festen Liebesbeziehungen und einer mit Sexualreizen vollgestopften Außen- und Medienwelt.

Was haben wir pädagogisch gewonnen, wenn wir das alles wissen? Keinesfalls wissen wir, was nun richtig oder moralisch geboten ist. Im Gegenteil: Wir wissen es eigentlich weniger als vorher, weil unsere vorgefassten, oft durch die persönliche Situation gefärbten Positionen ins Wanken gekommen sind. Und wenn das Selbstkonzept solche Irritationen gar nicht zulässt, findet jede und jeder Munition für die eigene Einstellung. Wer persönlich und sexualpädagogisch bisher ordnungs- oder verantwortungsethisch dachte, wurde vielleicht bestärkt in seiner Meinung, dass Liebesbeziehungen eines institutionell-normativen Rahmens bedürfen, wenn sie nicht vom situativen Wohlbefinden anhängig sein sollen. Wer davon überzeugt ist, dass erotische Lebendigkeit in einer festen Beziehung auf Dauer nicht zu haben ist, kann sich für die Dominanz des einen oder anderen entscheiden und die entsprechende Musterehe oder ein Leben in sexueller Freizügigkeit wählen. Wer davon überzeugt ist, dass beides einen ethisch vertretbaren Wert hat, muss den beschwerlichen Weg der Vereinbarkeit versuchen, in wechselnden treuen Partnerschaften oder in dauerhafter Liebesbeziehung mit sexuellen Freiheiten. Das wiederum mit den Varianten des Aushandelns oder den kleinen heimlichen Fluchten. Oder aber es wird der Weg der Zwei-Reiche-Praxis beschritten, indem ein sexuell mäßig befriedigendes Beziehungsleben durch mediale Erregung ergänzt wird.

Ich bin geneigt, die postmoderne Sexualitätslandschaft der letzten vier Jahrzehnte zumindest in Nordamerika und Westeuropa als ein riesiges Großlabor für experimentelle Suchbewegungen zu verstehen, um unter verbesserten materiellen Wohlstandsbedingungen und institutionellen Entbettungserfahrungen (Anthony Giddens) die lebenswerteste Lebens- und Liebesweise herauszufinden, mit der widerstreitende Bestrebungen in eine je individuell funktionale Balance gebracht werden können. Die entsexualisierte Zweckehe verlor an Zwangscharakter und Attraktivität, die offene Beziehung strapazierte das für psychosoziales Wohlbefinden emotionale und für Kindererziehung plausible Sicherheitsbedürfnis. Die sukzessive Monogamie scheint in jungen, kinderlosen Jahren, aber durchaus auch später noch, die konfliktärmste Form des Liebeslebens zu sein, wenn auch diese Form mit Leiden verbunden ist, da nur selten beide Partner gleichzeitig ihre Freiheit wieder haben wollen. Vor allem wird es teuer und – wenn Kinder da sind – für diese zu einer Sozialisationsbelastung.

Das gute alte Doppelleben, das Ehe- und Geliebten-Modell scheint für manche noch am humansten zu sein, wenn auch dabei die psychischen und organisatorischen Kosten mit der Zeit kaum noch vertreten werden können. Obwohl die Frauen mit diesem Modell noch einige Erfahrungen nachzuholen scheinen – wie die Erfolgszahlen fremdgehender Ehefrauen ausweisen – es scheint eines zu werden. Es macht vielleicht tatsächlich der »Zwei-Sexualwelten-Praxis« Platz, die alles Erstrebenswerte zu geringen Kosten verspricht. Doch auch die hat mit Sicherheit Schattenseiten, die noch gar nicht alle ausgelotet werden konnten. Bisher weiß man nur, dass sich der erotische Thrill virtueller Begegnungen im Chatroom nicht in den realen Alltag der Körper übertragen lässt und schon manche Abstürze hingenommen werden mussten, wenn die Brücke von der Fantasiewelt in die Realität beschritten wurde. Aber was zur virtuellen Welt gehört, soll ja auch gerade nicht real werden und doch ist die Versuchung groß, den Wechsel zu vollziehen. Irgendwie haben die Menschen dann doch noch in Erinnerung, dass die real erfahrene Sensation noch tiefer wirkt als ein Masturbationsevent im Chatroom. Und ich möchte sexualpädagogisch auch immer dafür arbeiten, dass unmittelbar gespürter Hauthunger auch unmittelbar von Person zu Person befriedigt wird und das Berührt-werden auch im realen Leben noch von realen Körpern als Sensation erlebt wird. Aber das ist vielleicht die Position eines Medienskeptikers der noch keine Ahnung hat von den vielen möglichen Lüsten der virtuellen Berührung.

Darüber hinaus kann jedoch kaum pädagogisch fundiert irgendein Hinweis gegeben werden, was denn nun von den vielen beschriebenen Lebensweisen den Menschen, insbesondere Heranwachsenden, empfohlen werden kann. Mal ganz abgesehen davon, dass pädagogische Begleitung ohnehin nur sehr begrenzt auf die Intimkarrieren der Menschen Einfluss nehmen kann. Bescheidenheit ist gerade in diesem stark emotional durchwebten Lebensbereich von pädagogischer Seite gefragt. Und die Lesenden ahnen schon, dass wieder mal auf die Selbstbestimmung und Selbstverantwortung aller Einzelnen verwiesen wird, obwohl die Überantwortung der Beziehungsentscheidungen an das eigene Chairperson-Sein besonders als Nötigung erlebt wird, liegen doch Glück und Verzweiflung sehr nah beieinander. Aber es stimmt nun mal: Ob ich mit zusammengebissenen Zähnen um eine Beziehung kämpfe, sie kündige und neues Glück suche, die gemeinsame Geschichte über die gegenwärtige Erregung stelle oder dem Liebes-Flow folge, ob ich mir kleine Fluchten erlaube, sie insgeheim genieße oder offen verhandle, ob ich das Glück in der ersten unmittelbaren Wirklichkeit suche oder Virtuelles zur Realität werden lasse, hängt von meinen biografischen Erfahrungen, momentanen Zielen und Ressourcen sowie Identitätsentwürfen ab.

4. Bipolar, biplural oder völlig egal?

Geschlechterrollen und Sexualpädagogik

4.1 Vom Wandel des geschlechtsspezifischen Blicks in Sexualität und Gesellschaft

Soll sich Sexualpädagogik bi-polar orientieren an einer klaren männlichen und weiblichen Geschlechtsidentität, oder bi-plural, an einer Vielfalt männlicher und weiblicher Geschlechtsidentitäten oder ist es ohnehin gleich, ob männlich oder weiblich, homo- oder heterosexuell? Geht es um die Aufhebung des bipolaren Denkens »männlich-weiblich und heterosexuell-homosexuell« – in Richtung auf ein Kontinuum zwischen diesen Polen? Und was bedeutet das für die Sexualerziehung?

Der geschlechtsspezifische Blick auf Sexualität und Gesellschaft hat eine wechselvolle Geschichte, von der hier die letzten sechs Phasen skizziert werden sollen, weil sie am besten dokumentiert und noch durch Zeitzeugen rekonstruierbar sind. Es handelt sich um eine fortwährende Pendelbewegung zwischen der Betonung des Geschlechtsspezifischen und der Trennung zwischen Männern und Frauen einerseits und des Geschlechtsübergreifenden bzw. der Annäherung der Geschlechter andererseits. Es ist eine Bewegung, deren Dynamik sich aus den Veränderungen gesellschaftlicher Erwerbs- und Reproduktionsarbeit, aber auch aus Herrschaftsinteressen und gegenläufigen Emanzipationsbewegungen speist. Das jeweils dominante Orientierungsmuster betraf nicht immer alle Schichten und Lebensräume gleichmäßig, prägte aber immerhin den öffentlichen und fachlichen Diskurs und damit auch das Bewusstsein der meisten pädagogisch Handelnden.

4.1.1 Geschlechtshomogene Erziehung:
»Männer und Frauen sind wesensverschieden«

Bis weit in das 18. Jahrhundert hinein galt das kaum hinterfragte biologistisch fundierte bipolare Erziehungsparadigma, das in weitgehend geschlechtshomogenen Lebens- und Erziehungswelten umgesetzt wurde: Ausgehend von den biologischen Unterschieden wurde konsequent auf Unterschiede in der männlichen und weiblichen Psyche, auf differente soziale Funktionen und natürlich auch auf verschiedene Sexualitäten geschlossen. Heftigst wurde auch von ernstzunehmender wissenschaftlicher Seite gegen die im ausgehenden 19. Jahrhundert verortete erste Frauenbewegung argumentiert: Eduard von Hartmanns »Phänomenologie des sittlichen Bewusstseins« enthielten klare Vorgaben für eine geschlechtsspezifische Sexualerziehung von Mädchen zur Mutterschaft und gegen die Erwerbstätigkeit von Frauen. Als einzigen Frauenberuf lässt Hartmann nur das Gebären und die Erziehung von Kindern gelten:

> »Die so durch eine verkehrte Erziehung künstlich erzeugte Missachtung von dem Frauenberuf als einem nicht ›fashionablen‹ ist das kulturgefährliche Gift, das bisher in unsere gebildeten Kreise Eingang gefunden hat und die sichere Vorstufe zu deren sittlicher Auflösung.« (Hartmann, in: Wawerzonnek 1994, S. 89)

4.1.2 Koedukation als Emanzipationshoffnung für Mädchen und Frauen: »Männer und Frauen können voneinander lernen«

Die deutliche Benachteiligung von Mädchen und Frauen war ein wichtiger Beweggrund für Vertreterinnen der ersten Frauenbewegung zu Beginn des 20. Jahrhunderts, das unterschiedliche erzieherische Verhalten gegenüber Jungen und Mädchen durch die Politisierung der Frauenbildung zu problematisieren. Um Mädchen die gleichen Bildungschancen zu gewähren wie den Jungen, wurde Koedukation eingefordert. Gleichzeitig sollte die gemeinsame Erziehung das Ideal einer gleichberechtigten Partnerschaft von Mann und Frau erzieherisch vorbereiten. Auch hier waren die Widerstän-

de gerade angesichts der befürchteten Auflösung der geschlechtsspezifischen Bestimmungen wieder heftig. So ging es bei den Voraussetzungen und Bedingungen für einen gemeinsamen Unterricht vor allem darum,

> »*dass den Knaben aus der gemeinsamen Erziehung kein Schaden
> erwachsen würde, bis hin zu der fixen Idee, dass sie ihrer Männ-
> lichkeit verlustig gehen könnten.*« (Hurrelmann 1986, S. 98)

Doch reine Mädchen- und Jungenerziehung galt zunehmend als
Barriere auf dem Weg zu einem modernen partnerschaftlichen Geschlechterverhältnis, das zwar immer noch von den klassischen Geschlechtsrollen ausging, die Geschlechterhierarchie jedoch zunehmend infrage stellte. Viele fortschrittliche Geister sahen mit der
allgemeinen Einführung der koedukativen Erziehung einen wichtigen Schritt zur Gleichberechtigung erfüllt.

> »*Mädchen verlieren nichts von ihrer Mädchenhaftigkeit, sie lernen
> jedoch, die größere Reizbarkeit ihres Temperaments, ihre Stim-
> mungen und Gefühle besser beherrschen. ... Bei Knaben mildert
> sich die Rohheit und Rücksichtslosigkeit. Trinken, Rauchen und
> Prügeln verliert an Reiz, sie werden feinfühliger, kritischer gegen
> sich selbst und moralischen Gesichtspunkten zugänglicher.*« (We-
> ber, nach Stoehr 1985, S. 14)

Hinter dieser Passage offenbaren sich die Stereotypen: Mädchen
sind reizbarer, gefühlsbetont, ehrgeizig; Jungen sind rücksichtslos,
selbstbezogen, zu Lastern neigend.

4.1.3 Der ideologiekritische Blick auf Sexualität und Geschlechter-
struktur: »Männer und Frauen passen einfach nicht zusammen«

Es begann – so der Spiegel – mit dem berühmten Tomatenwurf vor
30 Jahren, auf dem Frankfurter Bundeskongress des SDS: Eine Ro-
manistikstudentin feuerte ihr Gemüse dem Theoretiker Hans-
Jürgen Krahl ins Gesicht und beschuldigte ihn als Frauenfeind. Der

Frankfurter Weiberrat beantragte, die »sozialistischen Eminenzen« von ihren »bürgerlichen Schwänzen« zu befreien. In Chicago näherten sich die »Plastercasters« der Sache eher von der lustvollen Seite: Prominente wie Jimi Hendrix, Keith Moon und Jim Morrison wurden besucht, entkleidet, stimuliert und an ihrer männlichsten Stelle mit Zahnzement umgeben; die Hülsen gaben später Gussformen für hübsche Trophäen her (vgl. Der Spiegel: 9/1998, S. 126). Auslöser für die Tendenz zur bipolaren Ideologiekritik der vorhandenen Geschlechtersozialisation waren:

- *Die Geschlechterhierarchie:* Die Neue Frauenbewegung skandalisierte die vielfach vermittelte Hierarchie der Geschlechter, die sich trotz weitgehend formal zugesagter Chancengleichheit und verwirklichter (geschlechtsneutraler) Koedukation durch vielfältige strukturelle und personelle Benachteiligungen von Mädchen und Frauen bis in die Intimverhältnisse hinein – und ganz besonders schmerzlich dort – reproduzieren konnte.

- *Die männliche Definition des Sexuellen:* Sexualität wurde von feministischer Seite als Territorium männlicher Machtausübung beschrieben. Frauen begannen, intensiv nachzuforschen, welche Besonderheiten Männer und Frauen kennzeichnen, wenn sie Intimbeziehungen anbahnen, von sexuellen Höhepunkten träumen, Orgasmen erleben, Zärtlichkeit und Leidenschaft beurteilen, Liebe und Sexualität in Beziehung setzen. Der geschlechtsspezifisch-feministische Blick förderte reichlich Unterschiede zu Tage, die im Katasteramt geschlechtsspezifischer Frauen- und Männerforschung die Ordner prall gefüllt haben: Die meisten Details im sexuellen Bereich mündeten z.B. in der zusammenfassenden Aussage: »Jungen nehmen Liebe in Kauf, um Sex zu kriegen und Mädchen nehmen Sex in Kauf, um Liebe zu bekommen.«

Diese bipolare Emanzipationsbewegung durchlief vier Stadien:

- *Mädchen und Frauen eroberten männliche Territorien und Umgangsformen:* Unter Emanzipationsgesichtspunkten richtete sich das Interesse der frauenbewegten Frauen zunächst auf die zunehmende Aneignung männlicher Territorien einschließlich sexueller Umgangsformen. Bald konnte berichtet werden, »Mädchen und Frauen kommen gewaltig«, holen auf bei der Selbstbefriedigung, der Beziehungsaufnahme, vor allem aber bei ihrer Beendigung, bei aggressiveren Formen des Lusterlebens und der Möglichkeit, Sex von Liebe zu trennen.

- *Frauen begannen, die Territorien und Umgangsformen (möglichst) weiblich zu besetzen:* In einer zweiten Phase lag der Schwerpunkt auf der selbstbewussten Besetzung sexueller Erlebnismöglichkeiten mit Attributen, die der weiblichen. Geschlechtsidentität zugeordnet wurden: Dorothee Sölle rief in ihrer programmatischen »Theologie der Sexualität« die Frauen auf, sich nicht vom Ideal der ganzheitlichen Liebe abbringen zu lassen:

> *»Als Frauen sind wir gerade auf Grund unserer Sozialisation dazu gezwungen, intensiv an der Integration aller unserer Gefühle in unsere Beziehung zu arbeiten, im Gegensatz zu den meisten Männern.«* (Sölle 1985, S. 93)

Im Gegensatz zu manchem anderen Bereich gelang es den Frauen, in der Sexualpädagogik ihr Verständnis von Sexualität zu verankern. Schon immer hatten sexualpädagogische Programme Beziehungserleben, Zärtlichkeit und die Forderung nach ganzheitlichen Liebesbeziehungen ohne Beimischungen von Aggressivität auf ihre Fahnen geschrieben. Anders hätte Sexualerziehung keinen Eingang finden können in die Lehrpläne der Schule.

- *Männer orientierten sich an den weiblich definierten Territorien und Umgangsformen:* Auf männlicher Seite meldeten sich erwartungsgemäß zunächst jene jungenpädagogischen Stimmen zu Wort, die unter Anerkennung weiblicher Verkehrsformen eine anti-sexistische Arbeit forderten, sich damit dem Geruch einer Defizitpädagogik aussetzten und die Jungen vorwiegend mit ihrer patriarchalen unreflektierten Geschlechtsidentität konfrontierten. Der »Sexualdemokrat« wurde zum Leitbild, der schließlich aus Angst vor ungebetenen Grenzüberschreitungen jeden neuen Schritt erotischer Annäherung zum Verhandlungsgegenstand machte.

- *Männer besannen sich auf ihre eigenen positiven Prädikate der Geschlechtsrolle:* Es ließen – genau wie bei der Frauenbewegung – jene Konzepte geschlechtsbewusster Jungenarbeit nicht lange auf sich warten, die von der Eigenart und auch beachtenswerten Andersartigkeit des eigenen Geschlechts ausgingen, sei sie nun ansozialisiert oder genetisch tief verankert. »Nicht Herrscher, aber kräftig« (Buchtitel von Walter Hollstein) hieß es zunächst, der »Sexualanarchist« oder auch »kraftvolle Liebhaber« war geboren, so z.B. in den Erotik-Kursen der essenzialistisch auftretenden Männerarbeiter. In manchen Kreisen wurde – als Reaktion auf die Frauenbewegung – das kräftige Herrschen wieder praktiziert, entweder in der patriarchalen Variante des als Macho oder technokratisch modernisiert eines »Sexualingenieurs«.

Gemeinsam ist allen diesen weiblichen oder männlichen Perspektiven auf Sexualität und Geschlechtsidentität ein bipolares Denken, das Männer und Frauen in zwei ganz unterschiedlichen Welten verortet und ihnen zwei verschiedene psychische Charaktersysteme zuschreibt.

4.1.4 Vom bi-polaren zum bi-pluralen Blick : »Männer und Frauen unterscheiden sich letztlich nicht voneinander«

Der bipolare geschlechtsspezifische Blick auf Sexualität und Gesellschaft hat einerseits besondere Sozialisationseffekte und Einschränkungen der Handlungsmöglichkeiten beider Geschlechter aufgedeckt, produzierte andererseits mit der Zeit mit seiner Verabsolutierung einiges Unwohlsein und entsprechend plausible Gegenargumente:

- *Verhindert werde die – eigentlich gewollte – Integration der Frauen in die Gesellschaft:* Die Fixierung auf die Wahrnehmung frauen- und männerspezifischer Charaktertypologien und Sexualitätsweisen führte politisch gerade nicht zu dem, was die Frauenbewegung eigentlich wollte: Die Integration der Frauen in die Gesellschaft. Stattdessen wurden immer mehr Sonderregelungen für Frauen getroffen, »als wollte man Menschen mit Behinderungen den Einstieg in die Busse erleichtern«. Hieß es früher – so schrieb der Spiegel (Der Spiegel: 9/1998, S. 134).

- *Die Abweichungen von der Norm verschwinden aus dem Blickfeld:* Die Fixierung auf frauen- und männerspezifisches Denken und Sein machte mit der Zeit blind gegenüber allen Zwischenformen und Abweichungen. Jungen und Mädchen, Männer und Frauen richteten selbst ihren Blick auf die geschlechtstypischen Eigenschaften und Verhaltensweisen, wurden in dieser Hinsicht schematisch und erfüllten somit die Erwartung klarer Geschlechtsidentität. Der klassischen Männerrolle widersprechende Persönlichkeitsteile wurden (besonders in hitzigen Auseinandersetzungen mit dem jeweils anderen Geschlecht) gar nicht erst wahrgenommen, nicht-konforme Eigenschaften des eigenen Geschlechts in ihrer Entwicklung entsprechend verhindert.

- *Das »soziale geschlechtsspezifische Erbgut« dient als Entschuldigungsgrund:* Mancher Mann entlastet sich und sein eigenes Verhalten gerne mit dem Hinweis auf die kollektiven männlichen Sexualitätsweisen. Ein Junge oder Mann brauche allein wegen des Triebstaus die sexuelle Aktion, könne sie dann nicht steuern, sei dann nicht mehr »Herr der Lage«.

Auch empirisch-statistisch ließ sich die bipolare Position nicht halten: Statistische Metaanalysen zeigten,

> *»dass das Geschlecht als unabhängige Variable nicht mehr als ein Prozent der Varianz aufklärt, bei Aggression 5 Prozent (...) – zu wenig, um das Konstrukt des bipolaren Geschlechtscharakters aufrechterhalten zu können. Denn die Gemeinsamkeiten zwischen den Geschlechtern sind bei allen untersuchten psychischen Variablen größer als die Unterschiede.«* (Hoffmann 1997b, S. 385)

Theoretisch hatte inzwischen der Konstruktivismus auch die Geschlechtsrollenthematik erreicht und nach der Erkenntnis, dass die Geschlechtsrollen überwiegend gesellschaftlich konstruiert sind, wurde auch noch die Trennung zwischen »Sex« und »Gender« infrage gestellt (vgl. Butler 1991).

Bestritten wird also, dass es überhaupt einen Unterschied zwischen den Geschlechtern gibt. Das klingt alles sehr radikal und manche schütteln verständnislos den Kopf, wenn Judith Butler von den potenziell 100 Geschlechtern spricht, die es in Wirklichkeit gäbe, die wir durch unseren zwangsheterosexuellen Blick nur nicht sehen könnten. Dagegen betonen Autorinnen wie die Psychoanalytikerin Katharina Liebsch, dass sie am »Fleischlichen« doch gerne festhalten wollen und versuchen, eine Versöhnung zwischen der eher bi-polar-verdächtigen Psychoanalyse und dem feministischen Konstruktivismus.

Anders, viel wärmer, freundlicher, alltägliche Sehnsüchte mit aufnehmend klingt es bei dem ungarischen Essayisten Peter Nadas:

> »Gibt es überhaupt etwas wie Geschlechter, oder aber gibt es nur den einen Menschen, dieser Mensch besitzt einen Charakter, dieser Charakter besteht aus Eigenschaften, diese Eigenschaften bilden einen Systemzusammenhang und nach unterschiedlichen Gesichtspunkten aufstellbare Hierarchien, und dann ist der Sexus lediglich ein einzelnes Element dieses Systems. Ich wäre dafür, das Letztere als richtig anzunehmen, obschon die postchristliche Wissenschaftlichkeit und die nicht minder hochgeschätzte öffentliche Meinung zu der Auffassung neigen, dass ich die Augen noch so sehr aufreißen kann und doch nur Frauen und Männer sehe ... Mag sein. Ich allerdings werde ... den Ort all dessen (suchen), womit die Liebe befasst ist, und diesen Ort kann ich nur im Wesen, im Charakter eines Menschen, im Dialog von Charaktereigenschaften mit Charaktereigenschaften und keinesfalls im Sexus des Menschen finden. Nicht nach Maßgabe seines Geschlechts spreche ich von seinem Charakter, sondern nach Maßgabe seines Charakters spreche ich von seinem Geschlecht.« (Nadas 1994, S. 194f.)

Das klingt gut und zugleich etwas wirklichkeitsfern. Während beim bipolaren Modell die Kategorie Mensch verschwindet, droht sich in diesem Denken die Kategorie Geschlecht aufzulösen – zugegebenermaßen nicht ganz. Aber sie tritt dermaßen in den Hintergrund, dass es sich hier um ein Geschlechtermodell handelt, das lediglich eine Antithese zum bipolaren Modell ist und dadurch dem Geschlechterdualismus traditioneller Machart nicht entkommt.

Auch dieses dekonstruktive (Denk-)Modell bleibt für die Praxis zunächst noch unbefriedigend. Nicht nur, weil die mühsam errungene geschlechtsbewusste Pädagogik erst der Mädchen, dann der Jungen, damit obsolet geworden wäre, sondern weil es ebenso realitätsblind bzw. unreflektiert Schema geleitet agiert wie der bipolare Ansatz. Die tatsächlich vorhandenen Existenzweisen von Jungen und Mädchen, Frauen und Männern, die Bedeutung, die Geschlechtsidentität vor allem in der Kindheit als Sicherheitsanker hat, das lustvoll wie auch leidvoll gefühlte körperliche Frausein und Mannsein wird nicht mehr ernst genommen, wenn davon ausgegangen wird, dass alles nur ein gedanklich-sprachliches Produkt ist. Diese Geringschätzung der Einflussvariablen Geschlechtsidentität widerspricht nicht nur aller praktischen Lebenserfahrung, sondern ist auch pädagogisch fragwürdig, weil sie sich allzu sehr von den vorfindbaren Realitäten entfernt und somit theoretisch über die Wirklichkeit hinweg gleitet oder als Anti-Sozialisation dogmatische Züge annimmt.

4.1.5 Eine unbefriedigende Zwischenbilanz: »Männer und Frauen unterscheiden sich und unterscheiden sich nicht«

In der Alltagspraxis einigen sich die Nachdenklichen in der Regel darauf, dass Männer und Frauen inzwischen sowohl gleich als auch ungleich sind, das klingt versöhnlich, kann aber weder wissenschaftlich noch praktisch befriedigen.

Eine Möglichkeit, das Unbehagen aufzulösen ist jene, die Widersprüche zu einem Generationenproblem zu machen. Das ist sicher so falsch nicht. Die Thematisierung der bipolaren Geschlechterverhältnisse und der proklamierte Geschlechterkampf hat in den letzten Jahren trotz aller emotional heftigen Reaktionen (vielleicht auch gerade wegen mancher Überreaktionen) in der jungen Generation Gähnen oder Augenrollen bewirkt. Sonja Düring behauptet jedenfalls, es sei vorwiegend ein generationsspezifisches Thema, das die Älteren betrifft:

Die »*Männer, die mit ihren alten sexuellen Inszenierungen nicht mehr landen und diese z. T. auch nicht mehr wollen und Frauen, ...*

die in ihrer Sexualität noch deutlich mit dem traditionellen Passivitätsgebot ringen, und denen es schwer fällt, sexuelle Beziehungen aktiv zu gestalten.« (Düring 1996, S. 17)

Was z.B. als »Geschlechterverwirrung« interpretiert wird, beschreibt Patrick Walder, der die Schweizer Techno-Szene analysiert hat, als

»Androgynität, die Vermischung von homo- und heterosexuellen Szenen, neuartigen Begegnungen zwischen den nicht mehr eindeutig bestimmten Geschlechtern, die Lust und Freiheit, sich (eine sexuelle Identität) zu inszenieren, kollektive Tranceerlebnisse ... machen zumindest die Hoffnung, in einer feindlich-technologisierten Welt doch noch Erotik und Körperlichkeit leben zu können.« (Walder, nach Düring 1996, S. 20)

4.1.6 Von der Geschlechterpädagogik zur Subjekt und Themen zentrierten Sexualpädagogik: »Männer und Frauen entwickeln als Individuen ihre je eigene sexuelle Identität«

Die Überwindung der Tautologie »Männer und Frauen unterscheiden sich und sind gleich« ist nur möglich, wenn der theoretische Referenzrahmen erweitert, wenn der Blick vom Geschlechtsspezifischen auf einen übergreifenden Zusammenhang gerichtet wird. Nur so kann ergründet werden: In Bezug auf was unterscheiden sie sich, in Bezug auf was sind sie gleich?

Berno Hoffmann hat das getan, indem er den Blick vom Mann-Frau-Vergleich, über das einzelne Individuum, das Subjekt hin zu den allgemeinen gesellschaftlichen Sozialisationsbedingungen erweiterte. Er hat das Geschlechterverhältnis in den Kontext der Sozialisationsbedingungen gestellt, hat Individualisierungs- und Pluralisierungsprozesse, Marktmechanismen und Auswirkungen der Erlebnisgesellschaft berücksichtigt, empirische Befunde ausgewertet (Hoffmann 1997a).

Sein Sprung von der Geschlechtsidentität zur Gesamtidentität war zur Horizonterweiterung zwar ergiebig, für die Detailanalyse und die praktischen Konsequenzen aber zu global. Als Zwischenschritt schlage ich vor, den Begriff der »sexuellen Identität« zu nutzen, dem ein ausreichend weiter Sexualitätsbegriff zugrunde liegt, wie er sich inzwischen in Sexualwissenschaft und Sexualpädagogik durchgesetzt hat. Es handelt sich bei der sexuellen Identität um ein theoretisches Konstrukt »mittlerer Reichweite«, das einerseits komplex genug ist, um die Zusammenhänge zwischen den sich pluralisierenden Geschlechtsrollen, sexuellen Orientierungen (Hetero-, Homo-, Bisexualität) und Lebensweisen zu erfassen, das andererseits zu anderen Teilidentitäten, so z.B. zur beruflichen Identität und kulturellen Identität noch analytisch in Beziehung gesetzt werden kann.

Die von Hoffmann herausgearbeiteten globalen Einsichten über Sozialisationsbedingungen in unserer reflexiv – modernisierten Gesellschaft nutzend (vgl. Hoffmann 1997a, S. 286ff.), möchte ich die Aufgaben beschreiben, die Männer und Frauen zu bewältigen haben, wenn sie ihre sexuelle Identität ausbilden wollen:

- *Präsentiere körperlich, psychisch und sozial dein Geschlecht und deine dominante sexuelle Orientierung!* Jungen und Mädchen müssen im Rahmen ihrer sexuellen Identität weiterhin Mann und Frau werden, also ihr körperliches, psychisches und soziales Geschlecht, auch ihre dominante sexuelle Orientierung wahrnehmbar präsentieren. Doch die Geschlechtsrollen, auch die sexuellen Orientierungen sind nicht mehr sonderlich rigide: Die Gegenüberstellungen »männlich – weiblich« und »heterosexuell – homosexuell« heben sich zunehmend auf und verwandeln sich in Kontinua, also in jeweils fließende Übergänge. Die daraus resultierenden Beziehungsweisen haben sich am meisten pluralisiert.
- *Positioniere dich in den Koordinaten »männlich – weiblich« sowie »gleich- und gegengeschlechtlich« aber möglichst nicht extrem!* Männer und Frauen haben ihre sexuelle Identität in eine eher androgyne bzw. bisexuelle Richtung zu entwickeln, ihre psychische und soziale Position auf dem Kontinuum zwischen »männlich und weiblich« bzw. »gleich- und gegengeschlechtlich« einzuordnen. Diese erlaubt Unterschiede, verneint jedoch Ungleichwertigkeiten.

- *Präsentiere dich individuell und bewusst!* Schon Jungen und Mädchen müssen ihre sexuelle Identität hochindividuell zeigen und zwar so, dass sich ihr Geschlecht, zunehmend auch ihre sexuelle Orientierung zu verlieren scheint. Dabei ist der Rückgriff auf traditionelle Bestände erlaubt, solange die Abgrenzung zur Tradition deutlich bleibt und die Gleichwertigkeitsnorm nicht verletzt wird.

Das bringt besondere Probleme mit sich, deren Lösung politisch und pädagogisch begleitet werden sollte. Probleme entstehen durch folgende Konflikte, die je nach zur Verfügung stehenden Ressourcen unterschiedlich erlebt werden:

- *Konflikt zwischen Leitbild und Individualisierung:* Sie müssen auf Grund des vorfindbaren Geschlechtersystems sich sowohl als Mann und Frau, als auch als vorwiegend gleich- oder gegengeschlechtlich interessiert präsentieren. Bei der Herausbildung dieser sexuellen Identität muss jede Person einzeln aber den Eindruck erwecken, als ob sie aus freien Stücken eine spezifische Identität gewählt habe und diese Identität dem eigenen Wollen entspräche. Das »Ich« muss kreativ sein, sich selbst inszenieren. Dabei entstehen vielfältige Varianten, auch Eigenschaften »des Mackers« oder des »Heimchens am Herd«, auch Merkmale stock-heterosexueller Orientierung oder tuntenhafter Homosexualität werden akzeptiert, soweit plausibel gemacht werden kann, dass es sich nicht einfach um die gedankenlose Übernahme klassischer Stereotypen mit den eingebauten Ungleichwertigkeiten handelt. Zudem wird zunehmend davon ausgegangen, dass solche Geschlechtsrollen-Bausteine sich im Laufe einer Biografie ändern können. Jedenfalls bekommen sie eine neue Bedeutung im Kontext gelebter Vielfalt.
- *Konflikt zwischen sexueller Identität und Berufsrolle:* Die geschlechtsspezifische Arbeitsteilung wird vom Anspruch her von keinem Geschlecht mehr gewollt, ist normativ nicht mehr Teil der sexuellen, wohl aber der beruflichen Identität, sie wird strukturell erzwungen. Die Arbeitswelt stellt immer noch den »ganzen Mann« oder die »ganze Frau« ein. Auch die Erledigung

der Familientätigkeiten braucht wenigstens »eine ganze Person«. Solange Paare kinderlos bleiben sind sie von diesem Interrollenkonflikt nicht betroffen. Bekommen sie Kinder, entfaltet der Konflikt – in welcher konkreten Lebensweise die Betroffenen sich auch arrangieren – seine volle Wirkung. Die Erledigung von Erwerbs- und Erziehungsarbeit erfährt auch staatlicherseits noch keine infrastrukturelle Stütze durch entsprechende Vertragsmodelle und Gratifikationen. Die zeitgenössische Berufsstruktur zwingt den männlichen und weiblichen Subjekten eine unerwünschte Lebensform auf.

- *Konflikt zwischen sexueller Identität und Lebenswelt:* Es gibt unterschiedlich starke Annäherungen an den Idealtypus der reflexivmodernisierten Sexualisation. Unterschiedliche Lebenswelten filtern den hegemonialen Vergesellschaftungsprozess in schichten- und regionalspezifischer Weise. Eigentlich müssten dann die unterprivilegierten Männer und Frauen besonders unter den oben genannten Konflikten leiden. Sie leiden aber tatsächlich weniger, weil ihre sexuelle Identität noch in höherem Maße mit der Berufsstruktur und mit ihrer beruflichen Identität kompatibel ist als jene der hegemonialen gesellschaftlichen Gruppe, die bereits am Androgynisierungsmodus ausgerichtet ist.

4.2 Was meint Subjekt und Themen zentrierte Sexualpädagogik?

4.2.1 *»Schublatisiere« nicht, sondern fördere individuelle sexuelle Identität!*

Pädagogik hat grundsätzlich die Aufgabe, den Menschen Ermöglichungsräume, Lernumwelten zu gestalten, damit sich die Bedürfnisse, Fähigkeiten, Motivationen möglichst chancengleich entfalten können. »*Subjekt zentriert*« meint hier zunächst, einzelne Menschen *grundsätzlich* nicht, also auch nicht in die Kategorie »männlich – weiblich« einzuordnen, sondern zunächst einmal davon auszugehen, dass wir allesamt in erster Linie Menschen sind, die ein Geschlecht und meist eine bevorzugte sexuelle Orientierung und

Lebensweise haben und nicht umgekehrt Geschlechtswesen oder Homosexuelle bzw. Heterosexuelle, Singles bzw. Familienväter, die auch noch Menschen sind. Hier passt eine Bemerkung, die Gunter Schmidt in einem Essay über die Frage »Gibt es Heterosexualität?« gemacht hat:

»*Fast alle Zeitgenossen, Männer wie Frauen, Homosexuelle wie Heterosexuelle, über 95% der Bevölkerung sind in merkwürdiger Uniformität und allerschönster Unterschiedslosigkeit lebenslang und ausschließlich oder vorwiegend monosexuell, das heißt, ihr Verlangen und ihre Liebe werden vom Geschlecht des Partners, von einem kruden Merkmal der Anatomie dominiert. ... Nach dem Geschlecht – nicht nach der Seele, nicht nach Charakter, Ausstrahlung, Geist, Witz, Sinnlichkeit, Seelenverwandtschaft oder Fremdheit, Faszination – nehmen fast alle Menschen die erste und grundlegende Auswahl ihrer Partner unerschütterlich vor. Nur ein Geschlecht kommt ihnen erotisch in den Blick, das andere, etwa die Hälfte der Menschheit, schließen sie prinzipiell von der Partnerwahl aus; sie diskriminieren ein Geschlecht erotisch, haben kein Auge und keinen Sinn dafür, scheinbar.*« (Schmidt, G. 1996, S. 114)

In dieser Weise »Subjekt orientiert« zu denken heißt einerseits, einzelne Menschen mit ihrer sexuellen Identität radikal individuell, ohne Schablone wahrzunehmen und sich jeder Bevormundung zu enthalten.

4.2.2   Berücksichtige lebensweltspezifische Bedingungen!

»*Subjekt orientiert*« heißt andererseits, ebenso radikal zur Kenntnis zu nehmen, was jeder/jede Einzelne durch körperliche Dispositionen, Sozialisationserfahrungen und ihren Eigensinn, also ihr selbstreflexives Wollen und Gestalten, mitbringt. Es heißt auch zur Kenntnis zu nehmen, wie die Lebenswelt bisher gestaltet ist, woran jeder Einzelne leidet, welche Ressourcen zur Verfügung stehen und welche Spielräume für Veränderung es gibt. Es gibt etwas Orientierung, wenn man weiß, dass die Flexibilisierungen der sexuellen Identität, die Androgynisierung der Geschlechtsidentität, die Anerkennung von Homosexualität, das Singledasein, zuerst in urbanen Lebenswelten der Mittelschichten realisiert wurde, die die hegemoniale Kultur aber nachhaltig prägten und andere Lebenswelten unter Legitimationsdruck brachten. Doch pädagogisch muss in jedem Einzelfall betrachtet werden, welche Konfliktlinien den Erwerb sexueller Identität kennzeichnen.

4.2.3 Leiste Themen zentrierte »Geburtshilfe« für bisher verborgene körperliche, psychische und soziale Erfahrungen sexueller Identität!

»Themen zentrierte Sexualpädagogik« meint dann nach gemeinsamen Themen zu suchen, mit denen jene Menschen befasst sind, die erzieherisch begleitet werden sollen. Es müssen solche Themen sein, die etwas bei ihnen zum Klingen bringen, die meist mit den oben genannten Konflikten zu tun haben, die beim Erwerb sexueller Identität heute von Bedeutung sind. Wenn also festgestellt wird, dass ein Kind in seiner Umgebung keine männlichen Identifikationsfiguren hat und die Frauen bestimmte Attribute einer eher androgynen Identität nicht verkörpern – und das gilt in den ersten Lebensjahren für ganz viele Kinder – dann muss dafür gearbeitet werden, dass die Erlebniswelten verbreitert werden. Das bedeutet ganz häufig und dringend, dass Erzieher in den primären Lernumwelten der Kinder tätig werden müssen. So lange die Geschlechtlichkeit noch in unserer Kultur tief verankert ist, steht in der frühen Kindheit die Notwendigkeit im Mittelpunkt, durch die kulturell verankerte Geschlechtsidentität Sicherheit zu gewinnen. Später wird gerade die Individualisierung der Geschlechtsidentität bedeutsamer und damit das Thema der ausbalancierten Geschlechtsidentität dominant. Eine solche Perspektive, bei der das Thema der »Suche nach einer individuell gewählten, möglichst ausbalancierten sexuellen Identität« obenan steht, schließt nicht aus, dass auch allein erziehende Mütter oder Väter die erwünschte sexuelle Identität ihrer Kinder optimal fördern können, wenn sie denn selbst viel davon verkörpern bzw. dafür sorgen, dass viele unterschiedliche sexuelle Identitäten im sozialen Nahraum als Modelle vorhanden sind.

Wenn eine Clique das Cool- und Stark-sein kultiviert und die Jugendlichen (meist Jungen) dabei »das Innere« verarmen lassen, dann sind emotionale Lernumwelten gefordert, die Neues erfahren lassen. Das Thema »Körper und Gefühlsausdruck« steht dann obenan. Es kann koedukativ bearbeitet und dabei berücksichtigt werden, dass viele Jungen (nicht unbedingt alle!) etwas anderes gelernt haben als die meisten Mädchen. Es gibt dann vielleicht Jungen, die für einige Mädchen Vorbildfunktion einnehmen, aber ganz viele Mädchen auch für die Jungen. Das Thema kann auch in einer reinen Jungengruppe angegangen werden, wenn z.B. die Abwehr gegen alles »Weibliche« wechselseitige Lernprozesse verhindern würde und die Jungen sich nur mit einem männlichen Erzieher oder mit anderen Jungen identifizieren können, die neue Verhaltensweisen repräsentieren.

Das Thema »Vereinbarkeit von Familie und Beruf« hat neben einer sozialpolitischen auch eine sexualpädagogische Komponente: Zwar können und müssen heute zunehmend Frauen und Männer die Mehrfachbelastung von Beruf, Familie und Freizeit auf sich nehmen – ohne dabei Identitätsverlust zu erleiden. Doch dazu gehören die Arbeit an der eigenen sexuellen Identität und eine Menge Fähigkeiten und Motivationen, die auch bei den Heranwachsenden noch nicht selbstverständlich sozialisiert wurden. In der Regel endet die Auseinandersetzung noch im »ganz normalen Chaos der Liebe«, bei dem sich die Geschlechter mit bewaffneter Ratlosigkeit gegenüber stehen. Sexualpädagogisch kann auf eine bessere Bewältigung dieser Probleme hingearbeitet werden. Dazu gehören Babysitterkurse für pubertierende Jungen ebenso wie Anleitungen zum Management der Haus-, Erziehungs- und Erwerbsarbeit für junge Paare.

5. Sexuelle Orientierungen

*Vom Schubladendenken (Hetero-, Homo-, Bisexualität) zu einer
Sexualpädagogik der Vielfalt*

5.1 Die geltenden sexuellen Orientierungen sind gesellschaftliche Konstrukte

Sexualwissenschaftlich gesehen sind Hetero-, Bi- und Homosexualität gleichwertige Varianten der menschlichen Sexualität. Ihre sexuelle Orientierung können sich Menschen nicht so ohne weiteres selbst aussuchen und auch nur schwer mit ihrem Willen unterdrücken. Die Einteilung der Menschen in heterosexuell, homosexuell sowie bisexuell liebend und lebend beruht auf gewachsenen und machtvoll vermittelten Konstruktionen, ist aber faktisch eine grobe Vereinfachung, die nicht allen sexuellen Verhaltensweisen von Frauen und Männern gerecht wird. Vor allem reduziert sie menschliche Begegnung und Anziehung auf den Aspekt des Sexuellen im engen Sinne, also auf Genitalität.

Jungen und Männer machen oft die Erfahrung, dass sie sich unter ihresgleichen von der Sportgruppe über die Freundesclique bis zu den Gruppierungen des Schul- und Berufslebens viel selbstverständlicher und konfliktfreier bewegen, sich viel besser verstanden fühlen als in gemischten Gruppen. Das gilt auch dann, wenn das Reden über Gefühle und Beziehungen, das Zeigen von Schwäche und Bedürftigkeit als »eher weibliche« Fähigkeiten unter Jungen und Männern vermieden und vornehmlich in Beziehungen mit Mädchen und Frauen erlebt wird. Es ist geläufig, in diesem Zusammenhang von Männer- und Frauenwelten mit entsprechend unterschiedlichen Kulturen zu reden. Somit ist immer noch angemessen, Männer und Frauen als *homosozial* und als *homokulturell* zu bezeichnen.

Wenn Jungen mit Jungen und Mädchen mit Mädchen eng befreundet sind und durch »Dick und Dünn gehen«, wenn von »wahrer Männerfreundschaft« oder der »Busenfreundin« die Rede ist, kann man begründet von *Homophilie* sprechen. Der griechische Begriff »*philie*« meint ursprünglich nichts anderes als Freundschaft in diesem Sinne.

Es kommt vor, dass sich Menschen gleichen Geschlechts durch eine bestimmte Ausstrahlung voneinander angezogen fühlen. Jemand wird vielleicht bewundert, umschwärmt wegen des Aussehens, der Gestik, der Sprache und Kleidung, vielleicht auch wegen der Macht. Eine solche Beziehung hat deutlich *homoerotische* Züge. Viele Mädchen und Frauen, zunehmend auch Jungen und Männer erlauben sich auch in der Öffentlichkeit, sich herzlich zu umarmen, sich zu küssen, zu streicheln und den Geruch, den Duft des oder der anderen zu genießen. In diesem Fall verhalten sie sich *homosensuell*.

Jemand kann auch genitalen Kontakt mit einer anderen Person des gleichen Geschlechts haben. Er oder sie verhält sich dann *homogenital*. Genau das wird in unserem Kulturkreis dann als *homosexuell* bezeichnet.

Der bzw. die Durchschnittsdeutsche verhält sich meist heterogenital, hauptsächlich heterosensuell, häufig bi- oder homoerotisch, weitgehend homophil, homokulturell und vor allem homosozial. Auf die Frage, wann jemand homo- oder heterosexuell ist, kann auf diesem Hintergrund keine präzise Antwort mehr gegeben werden. Diese Erinnerung an die Vielfalt menschlicher Beziehungen kann die Unsinnigkeit und Ungerechtigkeit verdeutlichen, die der immer noch vorfindbaren Diskriminierung von homosexuell liebenden Menschen unterliegt.

5.2 Homosexualität

Der Begriff bezeichnet die gleichgeschlechtliche Liebe und sexuelle Orientierung von Frauen oder Männern. Im Alltagssprachgebrauch wird der Begriff immer noch häufig nur für Männer verwandt; bei Frauen spricht man dann von lesbischer Liebe. Den Begriff eingeführt hat der Psychiater und Sexualforscher Richard Krafft-Ebing (1840–1902) in seinem Werk »Psychopathia sexualis« (1886).

Zur Häufigkeit homosexueller Identität oder homosexuellen Verhaltens bestehen nur Schätzungen. Sexualforscher/innen gehen davon aus, dass fünf bis zehn Prozent der Männer und etwas weniger Frauen sich als homosexuell identifizieren. Weit mehr verhalten sich durchgehend oder gelegentlich homosexuell.

Mit der Entstehung von Homosexualität befasst sich die wissenschaftliche Forschung seit langem. Sie ist nach wie vor ungeklärt. Es stehen verschiedene Hypothesen zur Diskussion. Das Kinsey-Institut hat 1980 die bisher letzte gründliche Untersuchung zur Frage nach den Ursachen von Homosexualität durchgeführt (Bell, A.P. u.a., München 1980). Nach den Ergebnissen stimmen vor allem die folgenden Behauptungen nicht:

- Homosexuelle Männer würden sich stärker mit ihren Müttern identifizieren als heterosexuelle.
- Die Vater-Sohn-Beziehung sei entscheidend für die sexuelle Orientierung.
- Die Geschwister (beispielsweise Genitalspiele mit den Brüdern) hätten Einfluss auf die Ausbildung der Homosexualität.
- Der Wunsch der Eltern, lieber ein Mädchen zu haben, könnte aus ihrem Sohn einen Homosexuellen machen.
- Homosexualität entstehe durch Verführung.

Als wichtigste Ergebnisse seiner Untersuchung an homo- wie heterosexuellen Männern hebt das Kinsey-Institut hervor:

- Die sexuellen Erlebnisse und Erfahrungen in Kindheit und Jugend sind für die sexuelle Ausrichtung im Erwachsenenalter nicht maßgeblich, denn sexuelle Erlebnisse mit Angehörigen des gleichen Geschlechts kommen sowohl bei später homosexuell wie später heterosexuell ausgerichteten Menschen vor. Ebenso gibt es bei den Angehörigen beider Gruppen Erlebnisse mit Menschen des anderen Geschlechts.
- Die sexuellen Empfindungen, die in Kindheit und Jugend auftauchen, sind viel entscheidender als die sexuellen Handlungen. Erwachsene Homosexuelle sind bereits in Kindheit und Jugend homosexuell empfindend, sie berichten, dass gleichgeschlechtli-

che Menschen sie sexuell erregten. Die sexuellen Empfindungen und Erregungen tauchten gewöhnlich lange vor entsprechenden Betätigungen auf. Falls auch heterosexuelle Kontakte vorkamen, wurden sie oft als oberflächlich und nicht besonders befriedigend beschrieben.

- Die sexuelle Ausrichtung ist bereits sehr früh im Leben fest verankert. Die sexuellen Äußerungen in Kindheit und Jugend spiegeln im Großen und Ganzen die in einem Menschen sich sehr früh ausdrückende sexuelle Präferenz wider, sie sind aber nicht ihre Ursache. Wesentlich mehr heterosexuelle als homosexuelle Männer berichteten, sie hätten ihre ersten sexuellen körperlichen Erlebnisse mit einem Jungen oder einem Mann gehabt. (Vgl. Kinsey in: Kentler, H, 1989, S. 93f.)

Soweit die Ergebnisse des Kinsey-Instituts 1980, wie sie 1989 von Helmut Kentler in seiner Expertise über die Erziehungsfähigkeit homosexueller Paare referiert wurden. Beiden – dem Kinsey-Institut und Helmut Kentler – kam es vor allem darauf an, die Verführungsthese aus der Welt zu schaffen und alle Ansinnen ad absurdum zu führen, Homosexualität therapieren zu wollen. Das ist bis heute in der Tat der »Stand der Dinge« und kann als bewiesen angesehen werden.

In den letzten Jahren ist jedoch über Forschungen zum Zusammenhang von Geschlechtsrollensozialisation und sexueller Orientierung eine interessante neue Hypothese aufgetaucht, die davon ausgeht, dass die frühkindliche homosexuelle Orientierung mit einem unbewussten Festhalten des Kindes an den sowohl männlichen wie auch weiblichen Verhaltensmöglichkeiten zu tun haben könnte (Düring 1995). Homosexualität sei demnach ein subversiver Protest gegen die Zweigeschlechtlichkeit. Die Sexualwissenschaftlerin Sonja Düring legt ihrer Argumentation Erfahrungen aus einer Fragebogenstudie und ihrer psychotherapeutischen Sprechstunde zugrunde, nach denen Menschen im Lebenslauf ihre sexuelle Orientierung wechseln bzw. sich gar nicht erst als homo- oder heterosexuell einordnen wollten, sondern eher von einem erotischen Kontinuum ausgehen.

In Auseinandersetzung mit anderen, vor allem männlichen Sexual-wissenschaftlern entwickelt sie die Hypothese, dass die sexuelle Orientierung weder eine frühe Prägung noch das Ergebnis eines homosexuellen oder heterosexuellen Triebschicksals sei. Sie hänge vielmehr davon ab, welche Position eine Frau oder ein Mann im Geschlechterverhältnis beziehe: Ob Mann/Frau bereit sei, auf die in einer der beiden Rollen nicht mehr zustehenden Potenziale der jeweils anderen Geschlechtsrolle zu verzichten oder ob sie an allen in ihnen angelegten Potenzialen festhalte. Diese Entscheidung könne biografisch sehr früh getroffen werden oder auch (bei Frauen mehr als bei Männern) ein Ergebnis späterer Erfahrungen und Erlaubnis-räume sein.

Kinder gingen zunächst grundsätzlich davon aus, dass ihnen alle sexuellen und geschlechtlichen Möglichkeiten offen stünden, sie hätten also einen »bisexuellen Vollkommenheitsanspruch«. Mit der kognitiven Erkenntnis der Geschlechtsrollen und der beginnenden geschlechtlichen Differenzierung würden sie dazu veranlasst, ihren Wunsch nach Entfaltung aller in ihnen angelegten Potenziale auf-zugeben. Sie begännen, ihr biologisches Geschlecht mit der vorge-gebenen Geschlechtsrolle in eins zu setzen und eine heterosexuelle Entwicklung als Mann oder Frau einzuschlagen.

Soweit jedoch Kinder – aus welchen Gründen auch immer – unbewusst am bisexuellen Vollkommenheitsanspruch festhielten und gegen den Verzicht auf die Möglichkeiten des anderen Ge-schlechts kämpften, ihr biologisches Geschlecht also von der vorge-gebenen Geschlechtsrolle trennen würden, könnten sie auch im Hinblick auf die sexuelle Orientierung eine flexiblere Entwicklung einschlagen. Potenziell käme ihnen eine bisexuelle Identität entge-gen, die jedoch als lebbares Kulturmuster kaum vorgesehen ist, vie-les in unserem sozialen System durcheinander brächte und daher (noch) wenig gewählt würde. Die meisten könnten somit nur in ei-ner homosexuellen Karriere an ihrer (als Kind unbewusst gewähl-ten) Intention festhalten.

Die kulturellen Gründe für eine homosexuelle Entwicklung oder ein erotisches Kontinuum wirkten – so Düring – bei Frauen stärker als bei Männern. Bei Männern bliebe die Trennung von biologi-schem Geschlecht und männlicher Geschlechtsrolle eher ein Ergebnis der Einzelbiografie. (Hier gilt bisher die Aussage, dass die sexuelle Orientierung schon sehr früh festgelegt sei.) Der kulturelle Protest gegen die geschlechtliche Polarisierung gehe stärker von den Frauen aus und könnte dadurch auch eine im Lebenslauf spätere Entwicklung zur Homo- oder Bisexualität Grund legen. Die Männer hätten eher Probleme, sich den Sphären anzunähern, die weiblich etikettiert sind, weil das mit Macht- und Prestigeverlust einherginge.

Wie auch immer die Forschung weitergehen wird: Fest steht für die Gegenwart auf jeden Fall: Homosexualität ist wie Heterosexualität eine sexuelle Verhaltensvariation und kann weder als widernatürlich noch als krank bezeichnet werden. Menschen mit dieser sexuellen Orientierung haben das Recht, ihre Sexualität frei und ohne Diskriminierung im Rahmen der auch für Heterosexuelle gültigen gesetzlichen Bestimmungen zu leben. Dies beinhaltet auch die gleichen Rechte in Bezug auf die gewählten Lebensformen, für die immer noch politisch gekämpft werden muss. Das Lebenspartnerschaftsgesetz in Deutschland kann als ein wichtiger Meilenstein auf diesem Emanzipationsweg bezeichnet werden, wenn es auch – im Vergleich zur Ehe – noch mehr mit Pflichten als mit Rechten verbunden ist. Als nächstes Ziel des Emanzipationskampfes gilt das Recht auf Adoption, das bisher nur Einzelnen oder als Stiefkindadoption einem homosexuellen Paar zugestanden wird. Dadurch wird deutlich, wie sehr noch immer in der Bevölkerung Vorbehalte existieren, die vor allem etwas mit der längst widerlegten Verführungstheorie zu tun haben.

In den letzten zwanzig Jahren hat sich jedoch – mindestens in den westlichen Demokratien – für Schwule und Lesben einiges positiv verändert. Heute gehen von der Schwulenbewegung wichtige kulturelle Impulse aus, die von der Allgemeinbevölkerung aufgenommen werden. Man kann sogar noch einen Schritt weiter gehen. Im Hinblick auf Mobilität, sequenzielle Monogamie, Kinderlosigkeit, Onanie oder neue Fetische: Die gegenwärtig dominanten sexuellen Entwicklungstrends belegen, dass die homosexuelle Subkultur in einigen urbanen Regionen Europas und Nordamerikas eine Pionierfunktion für die Gesellschaft im Ganzen übernommen hat. Erläutert sei das am zuletzt genannten Stichwort der neuen Fetische in den Worten des Sexualforschers Reimut Reiche:

»Beide Partner, nicht mehr nur die Frau, müssen sich heutzutage als ›sexy‹ inszenieren, und das heißt: über Fetisch-Attribute am eigenen Körper verfügen. Früher war es allenfalls ein schöner Nebeneffekt, wenn der Mann sportlich war, aber es war nicht erforderlich; er durfte auch ›stattlich‹ sein. Heute sollen beide Partner body-gestylt, parfümiert und sexuell körperbetont gekleidet sein. Der Satz von Lacan, dass der Mann den Phallus habe, die Frau aber der Phallus (des Mannes) sei, behält zwar seine intelligible Wahrheit, verkehrt jedoch zunehmend seine empirische Pointe. Der Mann muss sich nunmehr selbst nach dem Ebenbilde stylen, nach dem er in den vergangenen Kulturepochen die Frau als Fetisch geformt hatte. Das lässt sich besonders eindrucksvoll an den drei mikrohistorischen Etappen der Durchsetzung des Fitness-Centers zeigen: Die Sportstudio-Bewegung begann bei den Homosexuellen, die auch hier Avantgarde-Funktion übernahmen: In den späten 70er-Jahren wurde für Homosexuelle die ›Selbstaustreibung der Weiblichkeit‹, wie Martin Dannecker sie genannt hat, zur Pflicht. Auch die Tucken gingen nun ins ›Gym‹. Diese Linie führte in den 80er-Jahren weiter zu den Frauen; das alte Schlankheitsideal wurde sukzessive umgeschrieben und erhielt einen deutlichen Akzent von Durchtrainiertheit und androgyner Muskelbildung. Erst zuletzt erreichte diese Bewegung den heterosexuellen Durchschnittsmann.« (FR 9. Sept. 2003, S. 11)

Die von Reiche vertretene These gilt vielleicht zunehmend für die städtischen Zentren in Westeuropa und Nordamerika. Im internationalen Kontext kann jedoch noch keineswegs von einem liberalen Umgang mit der Homosexualität oder gar einer Vorreiterfunktion der Homosexuellen gesprochen werden. Je nach Kultur und Region bestehen immer noch harte Diskriminierungen bis hin zur strafrechtlichen Verfolgung.

5.3   Bisexualität

Unter Bisexualität wird eine sexuelle Orientierung verstanden, bei der Menschen sowohl homosexuell als auch heterosexuell leben und lieben können. Diese Fähigkeit ist nach den frühen Forschungen Kinseys bei vielen Menschen grundsätzlich, wenn auch in unterschiedlichem Ausmaß, vorhanden. Der Begriff Bisexualität kommt ursprünglich aus der Biologie. Eine bisexuelle Grundstruktur findet sich bei allen Lebewesen. Auch der menschliche Embryo ist bis zum Ende des dritten Schwangerschaftsmonats zweigeschlechtlich. Erst dann differenziert sich das biologische Geschlecht in eine männliche oder weibliche Form.

Weil die Partnerwahl mancher bisexuell lebender Menschen unbeständig ist und sie sich oft nicht eindeutig als bisexuell zu erkennen geben, sind kaum Angaben über die Zahl jener Menschen zu machen, die sich in dieser Weise verhalten. Vermutlich sind zehn bis zwanzig Prozent der Bevölkerung in ihrem Verhalten bisexuell ausgerichtet, nur wenige identifizieren sich als bisexuell; viele sind verheiratet und haben Kinder. Das bisexuelle Interesse kann dauerhaft sein oder nur zeitweise zum Ausdruck kommen, viele Personen schwanken zwischen homoerotischen und heteroerotischen Liebesspielen, sie entziehen sich dadurch kulturell vorgegebenen festen Kategorien.

Es gibt verschiedene theoretische Konzepte zur Bisexualität, die zum Teil sehr umstritten sind. So wird Bisexualität fälschlicherweise als verkappte Homosexualität angesehen, weil die Betroffenen eine heterosexuelle Fassade (zum Beispiel ein nach außen normales Familienleben) aufrecht halten und daneben im Geheimen ihre wahre sexuelle Neigung ausleben würden. Dies kommt sicher vor, ist aber mehr eine Reaktion auf mögliche Diskriminierungen oder eine befürchtete Trennung vom Partner bzw. der Partnerin und den Kindern. Wenn verheiratete bisexuelle Partner ihre gleichgeschlechtlichen Neigungen unterdrücken oder die bisexuellen Aktivitäten verheimlichen, kann es zu Belastungen und psychosomatischen Symptomen kommen. Je nach sozialem Umfeld erleben sich bisexuell orientierte Menschen als randständig, da sie sich nicht einem gesellschaftlich akzeptierten Lebensweisenmuster zugehörig fühlen. Sie passen wegen ihrer Andersartigkeit weder zur homosexuellen Kultur noch zur heterosexuellen Mehrheit.

Doch es kommt Bewegung in die gesellschaftliche Normierung der sexuellen Orientierung. In den USA gibt es Strömungen, die regelrecht zu einem bisexuellen Verhalten auffordern. Die Bewegung, die 1990 vom Universitätscampus in Los Angeles ausging, erhielt 1995 mit dem Buch »Vice Versa« von Marjorie Garber (2000) neuen Auftrieb. Sie rechtfertigt darin die Bisexualität und vertritt die Auffassung, man verliebe sich nicht in einen Mann oder eine Frau, sondern in eine Person. Das Geschlecht sei dabei nur eine von vielen Eigenschaften wie das Alter, die Hautfarbe oder das Haar. Es sei langfristig unproblematischer, sich als »bi« zu bekennen denn als homosexuell, weil unsere Gesellschaft sich in verschiedenster Hinsicht pluralisiere. Diese Welle, als Bisexuelle oder Bisexueller »in« zu sein, breitet sich rasch aus. Das Thema wird in den Vereinigten Staaten in populären Fernsehsendungen aufgegriffen und immer mehr Jugendliche stehen öffentlich zu ihrer Bisexualität.

5.4 Heterosexualität

Über Heterosexualität muss in einer sexualpädagogischen Einführung weniger informiert werden. Sie meint Sexualität, die auf das andere Geschlecht gerichtet ist und gilt im herkömmlichen gesellschaftlichen Selbstverständnis als normal und natürlich. Diese Annahme ist für die meisten Menschen unmittelbar einleuchtend, häufig deshalb noch, weil die Fortpflanzung als wichtigstes Ziel der Sexualität begriffen wird. Das würde sicherlich kaum jemand in dieser Weise aussagen, gehört jedoch zu den tief verankerten Grundannahmen unserer Kulturmuster von Intimität und Lebensweisen. In unserer Kultur ist die Annahme vorherrschend, dass nur Mann und Frau zusammen ein Ganzes bilden. Die Norm der Heterosexualität wird uns – ohne dass wir uns dessen bewusst wären – geradezu aufdringlich als »normal« nahe gelegt, wir werden in sie hinein sozialisiert. Heterosexualität ist mit ganz spezifischen Bildern von Männlichkeit und Weiblichkeit, mit Normierungen, wie Beziehungen zu leben sind, verbunden. Die meisten Menschen haben sich in diesem Kulturmuster eingerichtet, denken, fühlen und leben entsprechend. Dagegen ist überhaupt nichts einzuwenden; das Problem besteht allein darin, dass andere Lebens- und Liebesweisen weniger anerkannt sind und anders denkenden und vor allem fühlenden Menschen eine entsprechende Lebenspraxis schwer

gemacht wird. Astrid Albrecht-Heide spricht zu Recht von Hetero-
zentrismus. Sie fügt an, dass es sich dabei um Zusammenhänge
handle, die wir in unserem Denken meist unhinterfragt annehmen,
nämlich die Einheit von anatomisch-biologischem Geschlecht
(Sex), sozialem Geschlecht (Gender) und dem sexuellen Begehren
(sexuelle Orientierung). In unserem gängigen Verständnis gehöre
ein weiblicher Körper, eine weibliche Identität und ein sexuelles
Begehren, das sich auf einen Mann richtet, zusammen und umgekehrt. Die Heterosexualität sei damit eingebaut in die soziale Konstruktion der Zweigeschlechtlichkeit:

> »*Zweigeschlechtlichkeit und Heterosexualität sind als normative
> gesellschaftliche Erwartungen, aber getarnt als normal und natür-
> lich untrennbar miteinander verbunden.*« (Albrecht-Heide/Holz-
> kamp 1998, S. 22)

5.5 Arbeit gegen Homonegativität

Ein aktuelles Zwischenziel auf dem Weg zu mehr lebbarer Pluralität
der Liebes- und Lebensweisen ist die Arbeit gegen Homonegativität. Es geht also darum, Vorurteile gegen (ausschließlich oder auch)
gleichgeschlechtlich liebende Menschen zu minimieren. Von allen
potenziell möglichen und individuell sehr variantenreichen sexuellen Vorlieben hat sich die dominant homosexuelle Ausrichtung faktisch zu der gesellschaftlich sichtbarsten Liebesweise entwickelt.
Dazu hat sicher auch die Tatsache beigetragen, dass sich unsere
momentan gültige Vorstellung von Heterosexualität erst in Abgrenzung zur Homosexualität entwickeln konnte und damit diese Le-
bens- und Liebesweise in ihrer konkreten Ausprägung mit bestimmt hat. Menschen, die sich in der Folge davon in zentralen Aspekten als vom Mainstream abweichend erfahren, sicherten ihr
Selbstkonzept und ihr Selbstwertgefühl durch die Herausbildung
einer spezifischen Identität und der dazu notwendigen Teilkultur.
Der in langen sozialen Bewegungen politisch erfolgreiche Kampf
um Anerkennung führte zu einer kollektiv geteilten sexuellen Identität, die mit den Selbstbezeichnungen des Schwul- oder Lesbisch-

seins ihren symbolischen Ausdruck fand. Sexualpädagogisch ist zur Durchsetzung des auch sexuellen Selbstbestimmungsrechts nützlich und geboten, den Kampf um Anerkennung homosexueller Identität auf allen der Pädagogik zugänglichen Ebenen zu unterstützen.

Das hilft auch der heterosexuellen Hauptkultur, denn Homonegativität wirkt sich nachteilig auf alle Menschen aus:

- Die Angst vor Homosexualität (Homophobie) hängt eng zusammen mit der Aufrechterhaltung rigider Geschlechtsrollen und presst alle in ein Korsett, das Kreativität und Ausdruck einschränkt.
- Homonegativität kompromittiert die ethische Integrität Heterosexueller, indem sie dazu gedrängt werden, andere zu diskriminieren.
- Homonegativität schränkt generell Kommunikation mit einer signifikant vorhandenen Gruppe von Menschen ein und begrenzt speziell familiäre Beziehungen.
- Homonegativität verhindert, dass Lesben, Schwule, Bisexuelle und Transgendermenschen eine authentische Identität entwickeln können und beschädigt ihr Selbstwertgefühl und das der mit ihnen verbundenen Menschen.
- Homonegativität – kombiniert mit Sexophobie – verhindert das Gespräch, den Diskurs über das Leben und die Sexualität von Lesben, Schwulen und Transgendermenschen und verhindert die Weitergabe von wichtigen Informationen, die z.B. HIV-Infektionen vermeiden helfen.
- Homonegativität kann gebraucht werden zur Stigmatisierung von Menschen, die eigentlich heterosexuell sind.
- Homonegativität verhindert auch die Anerkennung anderer Bereiche von Vielfalt. Das beeinträchtigt alle Menschen, denn jede Person hat einzigartige Bedürfnisse, die nicht mit dem Mainstream bzw. der dominanten Gruppe übereinstimmen. Deshalb werden alle in ihrer Entfaltung eingeschränkt, wenn jemand erniedrigt wird.

5.6 Schwierigkeiten und Probleme von Jugendlichen mit homosexueller Orientierung

Schwierigkeiten der sexuellen Kommunikation sind bei Jugendlichen verschiedener sexueller Orientierung nicht grundsätzlich unterschiedlich. Sie verschärfen sich aber durch Diskriminierungserfahrungen, denen gleichgeschlechtlich liebende Jungen und Mädchen ausgesetzt sind. Im Gegensatz zu anderen – sozialen, religiösen und ethischen – Minoritäten leben viele Schwule und Lesben in Familien, die nicht zu ihrer Minorität gehören. Das heißt, sie sind »Fremde« in ihrer zunächst wichtigsten Bezugsgruppe. Zu den allgemein üblichen Problemen kindlicher Sexualität kommt der Druck, sich dem heterosexuellen Sozialisationsrahmen anpassen zu müssen. Antihomosexuelle Propaganda erzeugt das Grundgefühl des »Ich bin falsch« und »Ich bin schlecht«, Einschränkungen der Selbstachtung können nicht als Hilferuf an die direkte Umgebung kommuniziert werden. Im weiteren Verlauf der Sexualisation fehlen gut zugängliche »Modellpersonen«.

Viele Schwierigkeiten, die Schwule und Lesben mit sich selbst, miteinander und mit ihrer heterosexuellen Umgebung haben, könnten verschwinden, wenn die Diskriminierung weniger würde. Jugendliche mit homosexuellen Impulsen bräuchten ihr »abweichendes« Fühlen und Verhalten nicht mehr zu verstecken, sondern könnten langsam herausfinden, welche sexuelle Orientierung ihnen gut tut. Das kann – muss aber nicht – ein überwiegend gleichgeschlechtliches Denken, Fühlen oder auch Verhalten sein. Sie brauchen dazu einen entsprechenden Experimentierraum und die freundliche Begleitung von Erwachsenen genauso wie Pubertierende mit überwiegend heterosexuellen Impulsen.

5.7 Begleitende Hilfen für homosexuelle Jugendliche

In dem konfliktreichen Prozess der Suche nach einer sexuellen Orientierung brauchen Jugendliche außer der langfristigen Arbeit für ein öffentliches Klima, das die Vielfalt sexueller Impulse zulässt, helfende Institutionen und vor allem persönliche Vertrauensbeziehungen. Obwohl die Arbeit auf allen Ebenen von Bedeutung ist, sind in Schulen und außerschulischen Bildungseinrichtungen kurzfristig die persönlichen Beziehungen zwischen Jugendlichen und Lehrer/innen bzw. Jugendarbeiter/innen wichtig. Sensible und informierte Ansprechpartner/innen können durch Akzeptanz, im Bedarfsfall auch durch Beratung und Unterstützung dazu beitragen, dass die Jugendlichen durch eine realistische Risikoberücksichtigung, Selbstachtung und Selbstannahme ihre Neigungen und Interessen entdecken, erproben und vielleicht auch öffentlich vertreten.

Veranstaltungen zur »Gleichgeschlechtlichkeit« sollten durch Information und Gespräch das Thema »normalisieren«, Vorurteile abbauen und Jugendliche mit Unklarheiten angesichts der eigenen sexuellen Orientierung dadurch indirekt begleiten. Wichtig ist dabei die »Brückenfunktion« der Pädagog/innen, indem sie Jugendliche z.B. auf weitergehende Hilfsangebote aufmerksam machen und Verbindungen zu Selbsthilfegruppen in ihrer Nähe knüpfen. Solche Veranstaltungen verursachen häufig schon im Vorfeld Probleme und Irritationen: Der Träger der Einrichtung kann Schwierigkeiten bei der Ausschreibung und Durchführung machen, so z.B. aus weltanschaulichen Gründen, aus Angst vor der Öffentlichkeit oder aus der Befürchtung heraus, die Jugendlichen könnten zur Homosexualität »erzogen« oder »verführt« werden.

Es hilft Jugendlichen jedoch nicht, Standpunkte und Standorte zu finden, wenn – aus welchen Gründen auch immer – zur Homosexualität geschwiegen wird. Gleichgeschlechtlichkeit ist auf jeden Fall ein Thema: Aus eigener Betroffenheit, in der Familie oder im Freundeskreis oder auch einfach, um andere auszugrenzen. Manchmal fehlt ein wenig Mut, das Thema anzusprechen; oft sind es Unsicherheiten, mit den eigenen Gefühlen umzugehen oder die Angst, nicht genügend zu wissen. Viele möchten ein geschlossenes Konzept oder für sich selbst eine abgeklärte Einstellung, um so die Inhalte entsprechend klar vermitteln zu können. Für die Durchführung von Veranstaltungen zum Themenbereich »Homosexualität« bzw. »sexuelle Vielfalt« sowie für einzelne didaktische Anregungen aus diesem Bereich gilt das Gleiche wie bei allen anderen sexualpädagogischen Themen: Die pädagogischen Fachkräfte sollten authentisch bleiben, sich informieren, persönliche Ängste und Unsicherheiten wahrnehmen, sie nicht auf die Jugendlichen übertragen, eigene Standpunkte mit der gebotenen Vorsicht als Orientierungshilfe anbieten.

Die Arbeit zum Thema Homosexualität muss auch Spaß machen dürfen. Es wird oft gewitzelt und gefrotzelt, wenn es um Lesben und Schwule geht. Das gehört dazu, gerade bei einem schwierigen, Tabu besetzten Thema. Verschämtes Schweigen oder Zurechtweisungen behindern die Arbeit mehr als dass sie hilfreich sein könnten. Über gleichgeschlechtliche Sexualität zu sprechen heißt, sich mit tief verwurzelten Vorurteilen auseinanderzusetzen, die in unterschiedlicher Weise mitgeteilt und weitergegeben werden: Verbote sind hier die »lauten« Formen. Mimik, Gestik und kleinste Alltagsreaktionen sind die »stillen« Vermittler. Für die konkret pädagogische Arbeit zum Thema Homosexualität ist es wichtig, dass die Jugendlichen ihre Gedanken und ihr Wissen mitsamt den Vorurteilen und der Geringschätzigkeit mitteilen und besprechen und nicht in vorauseilendem Gehorsam die Meinung der Pädagog/innen übernehmen. Dazu ist ein Klima nötig, das den Jugendlichen ermöglicht, weitgehend angstfrei ihre Meinung zu äußern. Sie müssen selbst Lösungen entwickeln können.

Grundsätzlich ist für pädagogische Institutionen von Bedeutung, sich gegen die Diskriminierung von abweichenden sexuellen Orientierungen einzusetzen. Das nicht zuletzt, weil Homophobie vielfältige Probleme auch für die Hauptkultur einer Einrichtung mit sich bringt.

5.8 Von der Antidiskriminierungsarbeit zur (Sexual-) Pädagogik der Vielfalt

Wie kann eine Sexualpädagogik der Vielfalt grundsätzlich aussehen, die Menschen darin begleitet, eine selbstreflexive sexuelle Identität – jenseits von festgelegten Mustern sexueller Orientierung oder Geschlechtsrollen auszubilden? Anknüpfend an die Tradition emanzipatorischer Sexualpädagogik, die wie alle kritische Pädagogik gegen Ausgrenzung und Benachteiligung von Personengruppen arbeitet, die nicht der dominanten Kultur entsprechen, kann eine Sexualpädagogik der Vielfalt noch einen Schritt weiter gehen. Dekonstruktives Denken legt nahe, dass es nicht reicht, diskriminierten Gruppen die Veröffentlichung und Durchsetzung ihrer legitimen Interessen zu ermöglichen oder ihnen pädagogisch zur Seite zu stehen. Schon die Einteilung in bestimmte Kategorien und Gruppen selbst bedeutet eine machtvolle Verweigerung ganz vielfältiger Lebensweisen. Es geht nicht nur darum, für die Gleichberechtigung vorhandener Identitäten und Lebensweisen (Mann oder Frau, Heterosexualität oder Homosexualität, Ehe oder »nicht-konventionelle« Lebensformen) zu arbeiten, sondern für die potenzielle Vielfalt der Lebensweisen, die auch zwischen den meist polaren Identitätsangeboten existieren (können). Eine Pädagogik der Vielfalt

- stellt Alltagsannahmen über die vermeintlichen Grundfesten sexueller Identität infrage,
- erkennt Ausgeschlossenes und weicht hierarchische Anordnungen auf,
- ist wachsam gegenüber der Festschreibung, d.h. Verdinglichung von Identitäten,
- bejaht Unentscheidbares, Nicht-Identisches und Fremdes,
- unterstützt die Menschen bei der Auseinandersetzung mit subjektiven, sozialen und politischen Realitäten, die Denken, Fühlen und Handeln »schubladisieren«,
- gestaltet Erlaubnisräume, in denen sich Vielfalt entwickeln kann.

So könnte Sexualpädagogik einerseits aus der Enge eindeutiger polarer Zuordnungen heraushelfen, andererseits aber die Tatsache berücksichtigen, dass wir überwiegend körperlich, psychisch und sozial unser Geschlecht und unsere sexuelle Orientierung in erwarteten Rollen präsentieren müssen, um handlungsfähig zu bleiben. Doch es ist ein großer Unterschied, ob Sexualpädagogik Themen zentriert arbeitet (also beispielsweise zu Gefühlsambivalenzen, Körperreaktionen, Flirtverhalten, Aggressionen, sexueller Sprache ...) und dabei auf Behinderungen stößt, die auch durch Zwangsheterosexualität und traditionelles Geschlechtsrollenverhalten bedingt sind (aber nicht sein müssen), oder ob sie von vornherein mit Zielgruppen arbeitet, durch die Menschen mit homo-, hetero- oder bisexueller Orientierung kategorisiert werden.

Für sexualpädagogisch Tätige sollte selbstverständlich werden, Erlaubnisräume zu öffnen, um gleichgeschlechtliches ebenso wie heterosexuelles Begehren auszudrücken und zu leben, ohne dass jemand in die Schublade »homosexuelle oder heterosexuelle Identität« gesteckt wird. So besteht ein großer Unterschied darin, ob stillschweigend oder offen davon ausgegangen wird, dass Jugendlichen, die sich in andere des gleichen Geschlechts verliebt haben, von nun an eine notwendige und oft leidvolle Coming-out-Karriere bevorsteht oder ob man ihnen die Unbeschwertheit des Verliebt-seins und die erotische Zukunft offen lässt.

Es ist eine Frage der Haltung und der Gesamtatmosphäre, ob Sexualpädagogik die Bereitschaft und Kompetenz zum Entwerfen der eigenen sexuellen Identität unterstützt und dabei grenzenlosen Machbarkeitswahn fördert oder gleichzeitig die Erfahrung wach hält, dass sich manches trotz Eigenaktivität und innerer Bereitschaft nur als Geschenk ereignet.

6. Kindersexualität und Sexualpädagogik

6.1 Auch Kinder sind sexuell

Noch vor wenigen Jahren war die Meinung sehr verbreitet, dass Kinder erst mit dem Eintritt in die Pubertät zu sexuellen Wesen würden. Das hatte viel mit der Vorstellung zu tun, dass nicht sein kann, was nicht sein darf: Wenn Sexualität nur zur Fortpflanzung erlaubt und darüber hinaus sehr problematisch ist, müssen Kinder vor allem Sexuellen bewahrt und die Augen davor verschlossen werden, dass auch sie sich sexuell ausdrücken. Wenn Sexualität aber als wichtige und wünschenswerte Lebensenergie angesehen wird, kann die Tatsache akzeptiert und in die Erziehung mit einbezogen werden, dass sie von Anfang an bei Kindern eine wichtige Rolle spielt.

Die sexuelle Entwicklung von Kindern beginnt schon vor der Geburt. Ängste der Mutter, aber auch ihre Freude am eigenen Körper und an der eigenen Sexualität, beeinflussen auf direktem Weg die Angstbereitschaft bzw. die sexuelle Vitalität des Kindes. Die Geburt selbst ist eine weitere wichtige Erfahrung, die der Säugling nicht bewusstlos, sondern mit allen Sinnen erlebt. Psychoanalytisch orientierte Ärzte sprechen von einem Wechselbad der Körpererfahrungen und Gefühle, von existenzieller Angst vorm Zerdrücktwerden und vom Erstickungsanfall bis zur Erleichterung des ersten Schreis und dem ermatteten Einschlafen als vorläufigem Abschluss des Geburtserlebens. Der abrupte Wechsel vom geschützten und geborgenen Leben in der Gebärmutter zur größeren Eigenständigkeit außerhalb des mütterlichen Körpers kann mit der Vertreibung aus dem Paradies verglichen werden, heraus aus einem Zustand der Sicherheit, der frei war von der Notwendigkeit, für sich selbst zu sorgen und Entscheidungen fällen zu müssen. Die bis ins hohe Alter wach bleibende Sehnsucht nach Geborgenheit, nach verlässlicher Liebe, auch nach der Selbstauflösung im Orgasmus kann als Suche nach dem verlorenen Paradies gewertet werden, nach der zumindest zeitweiligen Rückkehr in den vorgeburtlichen Zustand der »bewusstlosen« Existenz.

6.2   Sexuelle Sozialisation im ersten Lebensjahr

Verständlich ist somit, dass schon Säuglinge in den ersten Lebensmonaten versuchen, die mit der Ablösung von der Mutter verbundene Angst durch Lusterfahrungen auszugleichen, welche die Freude am eigenständigen Leben und vor allem am eigenen Körper mehren sollen. In der Regel versuchen auch die erwachsenen Bezugspersonen spontan, den Verlust, den das Kind mit der Geburt erleiden musste, durch zärtliche Zuwendungen am ganzen Körper, durch Brustkontakt und Befriedigung der mundbetonten (oralen) Bedürfnisse wieder gut zu machen. Viele Erwachsene wollen noch nicht wahrhaben, dass die Säuglinge dabei nicht nur Zärtlichkeitsgefühle, sondern auch körperliche Lust durch Anspannung und Entspannung, sowie durch die extrem sinnliche Mundzone erleben. Jedes Kind ist von Anfang an auf Reize angewiesen, um zu lernen, jedes Kind hat somit auch ein angeborenes Zärtlichkeitsbedürfnis. Reizungen der Hautoberfläche durch Streicheln, Halten, Drücken oder Küssen und in der Folge auch autoerotische Ausdrucksweisen sind sowohl für die geistige als auch die seelische Entwicklung und Gesundheit von Bedeutung. Kinder entdecken diese Lust selbstverständlich an sich selbst, wenn sie auch zuvor von den Eltern lustvoll gestreichelt werden; wenn sie gar nicht wissen, was Lust ist, werden auch sexuelle Spielereien fehlen. Das ist – ganz im Gegensatz zu einer weit verbreiteten Meinung – ein eher schlechtes Zeichen.

Sicherlich gelingt das »natürliche« Umgehen mit kindlicher Sexualität in nur wenigen Fällen optimal. Viele Kinder bekommen trotz sexualfreundlicher Grundeinstellung und gut gemeinter Zuwendung ihrer Bezugspersonen die Erfahrung mit auf den Weg, dass es mit ihren Geschlechtsorganen etwas Besonderes auf sich hat. Beim Streicheln des Körpers wurden sie vielleicht öfter ausgelassen als die Nase oder die Rückenpartie; damit konnte leicht der Eindruck entstehen, dass sie weniger geliebt sind als alles andere an ihnen. Jedenfalls ist die Hautoberfläche des ganzen Kinderkörpers ein Tast-Fühl-Organ, das jede Berührung sehr intensiv aufnimmt. Und die Geschlechtsorgane sind dabei nicht ausgeschlossen.

6.3 Sexuelle Sozialisation im zweiten Lebensjahr

Die meisten Kinder entwickeln schon im zweiten Lebensjahr ein deutliches Interesse an den eigenen Geschlechtsorganen. Jedenfalls entdecken sie, dass Penis und Vagina nicht nur etwas mit den – in dieser Entwicklungsphase übrigens auch sehr lustbesetzten – Ausscheidungen zu tun haben. Sie beginnen, auch an Scheide und Penis zu spielen – zunächst, um deren Beschaffenheit zu erkunden, sehr bald aber auch, um daraus angenehme Gefühle zu gewinnen. Später, also im Alter von zwei bis drei Jahren erweitert sich diese Neugierde bei ungestörter Gesamtentwicklung zu gezielten Formen der Selbstbefriedigung, die bis zum Orgasmus führen können.

Manchmal merken die Kinder dann an den Reaktionen ihrer Eltern, dass sie ihnen damit ein gewisses Problem aufladen, spätestens an dieser Stelle müssen diese sich nämlich für oder gegen eine sexualfreundliche Sexualerziehung entscheiden. Viele Eltern versuchen, die eindeutigen Sexualregungen einfach zu ignorieren, während alle anderen Zeichen des Selbstständig-werdens mit großer Begeisterung registriert werden. Zu bedenken ist dabei, dass solche Rückmeldungen nicht nur verbal, sondern auch durch nonverbalen Ausdruck gegeben werden.

Im zweiten Lebensjahr wächst auch das Interesse von Mädchen und Jungen an den Genitalien der Eltern. Sie werden sich des rein körperlichen Unterschieds bewusst und registrieren die »Normalität« der Zweigeschlechtlichkeit, vergleichen sich und entdecken die Gemeinsamkeiten und Unterschiede zu Mutter und Vater. Das passiert manchmal auch handlungsorientiert, die elterlichen intimen Körperregionen werden dann zum Ziel intensiver Entdeckungsfreude. Dabei können auch bei den Erwachsenen Erregungsgefühle wach werden, das heißt, ein Kind dringt unwissentlich in ihren Intimbereich ein. In der Regel wird allein dadurch bei dem Erwachsenen eine eigene innere Grenze aktiviert, die spontan zum Ausdruck bringt: »Ich möchte das jetzt nicht.« Und wenn diese Grenze nicht intuitiv erfühlt wird, ist es wichtig, sie bewusst zu setzen – im Wissen darum, dass die genitale Erregung eines Erwachsenen noch etwas anderes ist und andere Impulse auslöst, als die des Kindes. Das Kind kann seine Neugier dann nicht weiter befriedigen, lernt aber etwas ganz Wichtiges, nämlich das Recht, die eigene Intimgrenze zu setzen und Nein sagen zu dürfen. Natürlich kommt es in dieser Situation auf den pädagogischen Takt an, mit dem diese Grenze gesetzt wird. Das Kind soll nicht das Gefühl erhalten, etwas Schlimmes gemacht zu haben. Es merkt aber, dass es Dinge gibt, die andere nicht haben möchten, und diese Erfahrungen gehören auch zum menschlichen Miteinander. Hilfreich ist dabei, dass das zweite Lebensjahr wesentlich vom Spracherwerb geprägt ist und Kinder lernen können, dass es für Sexuelles auch Wörter gibt und zwar auch solche, die liebevoll und zugleich präzise klingen. Wichtig ist die Genitalien zu bezeichnen und Begriffe für angenehme und unangenehme Berührungen zu finden – und zwar auf eine Art und Weise, die für alle Beteiligten akzeptabel ist.

6.4 Sexuelle Sozialisation im dritten Lebensjahr

Im dritten Lebensjahr wächst das Interesse der Kinder an der eigenen Geschichte, ihr Bedürfnis, die eigene Kleinkindzeit mit Worten nachzuerleben. Die Sprachentwicklung ist inzwischen so weit, dass mancher provokante Kindervers aufgeschnappt wird und die Umwelt mit Warum-Fragen erschlossen wird. Begreifen passiert also nicht mehr nur über das Anfassen, sondern vermittelt sich durch Sprache oder durch Modelllernen. Alle Erklärungen sollten an der bildlichen Vorstellungskraft anknüpfen. Vor allem sollten nicht nur Körperfunktionen erklärt, sondern auch Gefühle beschrieben werden, die mit allen Vorgängen von Zeugung, Schwangerschaft, Geburt sowie den verschiedensten Körperkontakten zu tun haben.

Im Zuge der Sauberkeitserziehung entwickeln die Kinder ein Gefühl der Eigenständigkeit und Selbstbehauptung. Die Beherrschung des Körpers mit dem eigenen Willen macht sie außerordentlich stolz und das Gefühl übertragen sie – oft trotzig – auf verschiedene andere Bereiche und zeigen deutlichen Eigensinn. Das ist für Erwachsene meist anstrengend und fordert viel Nachsicht und Gelassenheit. Kinder machen jedenfalls in dieser Phase die ganz wichtige Erfahrung, wie mit ihren eigenen Bedürfnissen umgegangen wird. Das Nein sagen dürfen ist z.B. eine wichtige Voraussetzung zur Vorbeugung von sexuellem Missbrauch. Der erzwungene Kuss von den Großeltern, die ungewollte Umarmung sind erste Erfahrungen, dass die eigenen Gefühle nicht so wichtig sind. Sie mindern die Chance selbst zu bestimmen, ob und welche intimen Berührungen die Kinder geben und bekommen möchten. Kinder haben ein Recht auf körperliche Unversehrtheit, die auch das Recht einschließt, von niemandem berührt zu werden, wenn sie das offensichtlich nicht möchten.

Auch in dieser Hinsicht lernen Kinder durch genaues Beobachten der Erwachseneninteraktionen, wie und ob Eigensinn behauptet werden kann. Viele Erwachsene haben in ihren Partnerschaften Schwierigkeiten damit, ihre Bedürfnisse deutlich zu äußern und dem Gegenüber zu zeigen, was sie mögen oder lieber nicht möchten. Über das Modelllernen vollzieht sich auch der Geschlechtsrollenerwerb. Im Alter zwischen zwei und drei Jahren differenziert sich das Bild über die Geschlechter, nicht nur äußerliche Merkmale, auch Tätigkeiten werden zugeschrieben. Die Beobachtungen konzentrieren sich zunächst auf den Nahbereich und das, was Kinder über die Rollen von Frauen und Männern erfahren, sie kombinieren dies automatisch mit dem, was sie am eigenen Leibe erfahren haben. Wichtig ist dann, ob nur die Mutter für Trost, In-den-Arm-nehmen und Schmusen zuständig ist oder auch der Vater zu solchen Gesten bereit ist, ob auch Mädchen zusammen mit der Mutter ihrem heftigen Bewegungsdrang nachgeben können und Jungen ebenso viel Zärtlichkeit erfahren wie Mädchen. Für Eltern ist in dieser Zeit die Gelegenheit gegeben, grundsätzlich einmal zu überdenken, ob die bisherige Rollenaufteilung etwas weniger geschlechtstypisch neu sortiert werden kann. Auch an dieser Stelle ist Gelassenheit angesagt. Jungen und Mädchen übertreiben nicht selten die Imitation der allgegenwärtigen Geschlechtsstereotype, um sich vielleicht auch ein wenig mehr erwachsener zu fühlen und Verhaltenssicherheit zu bekommen, die in unserer Gesellschaft immer noch stark durch die deutliche Identifikation mit einem Geschlecht honoriert wird. Manchmal experimentieren aber auch schon Kinder mit der Gegenrolle oder lösen sich mit der Zeit von der starken Geschlechtsrollenzuschreibung. Das alles sollte möglich und positiv begleitet, keinesfalls aber als vermeintlich liberales Gegenprogramm verordnet werden.

6.5 Sexuelle Sozialisation im vierten Lebensjahr

Mit vier Jahren wächst das Bedürfnis der Kinder nach eigenen Kontakten, nach Freundschaften und sozialen Netzwerken in der Peer-Group. Sie lernen Einfühlung, Rücksicht auf andere und Durchsetzung eigener Wünsche gegenüber den Gleichaltrigen, Regeln im Umgang miteinander aber auch Grenzen der Vertrautheit. Die vermehrte Begegnung mit Fremden, für die andere Regeln gelten als in der Familie, führt nicht selten zu Schamgefühlen, die sich auf sich selbst oder auch auf andere Personen richten können. Kinder schämen sich in dieser Phase oft stellvertretend für andere, die aus ihrer Sicht ihre Grenzen nicht wahren. Das können auch die eigenen Eltern sein, die vielleicht selbstverständlich weiterhin nackt durch die Wohnung gehen. Es kann also zwischen Selbst- und Fremdscham unterschieden werden. Bei Selbstscham geht es um die Wahrung der eigenen, persönlichen Privatsphäre, bei Fremdscham um die Wahrung der Intimität anderer Personen.

Die Beziehungen zu den Eltern haben sich im Laufe der Zeit gewandelt: Mädchen flirten gelegentlich mit dem Vater und lassen die Mutter abblitzen, Jungen, auch Mädchen, spielen schon mal gerne an den Brüsten der Mutter und träumen nachts vor lauter Eifersucht vom Autounfall des Vaters. Die Eltern nehmen mit Verwunderung wahr, dass sie zu begehrten Liebesobjekten wurden und zwar nicht nur sehnsüchtig umschwärmt, sondern manchmal ganz sinnlich und durchaus erotisch gefärbt. Grundsätzlich gilt hier die Empfehlung an Eltern, dem Kind mit Liebe und Verständnis zu begegnen und ihm gleichzeitig zuzumuten, dass die elterliche Liebesbeziehung trotz aller Störversuche bestehen bleiben wird.

Kinder unterscheiden in diesem Alter noch nicht zwischen Liebe und Sexualität; da die Eltern zu ihren ersten intimsten Bezugspersonen gehören, sind diese ersten Liebschaften ganz natürlich. Es kann also nicht ein Ziel der Erwachsenen sein, die Kinder aus der sinnlichen Gemeinschaft mit den Eltern auszuschließen. Spielerische, hauterotische, visuell-sinnliche Interaktionen sind auch dann noch wichtig, dürfen aber nur einen kleinen Teil neben vielen andersartigen Interaktionen einnehmen. Eltern sollten sich über solche Erfahrungen austauschen, ungut ist meist eine »vertrauliche Entwicklungsförderung« durch nur einen Elternteil (vgl. Böttcher 1993, S. 44).

Überhaupt geht es bei der Frage nach Indikatoren für (an dieser Stelle oft assoziierten) *sexuellen Missbrauch* weniger um die Identifizierung von einzelnen üblichen oder unüblichen Handlungen, sondern eher um die Differenzierung von Kontextbedingungen, in denen sich die kindliche Sexualität realisiert. Johnson und Friend beschreiben als problematisch,

- *»wenn die sexuellen Verhaltensäußerungen eines Kindes ausschließlich auf Personen gerichtet sind, die nicht dem Alter oder Entwicklungsstand des Kindes entsprechen,*
- *oder wenn die sexuellen Interessen eines Kindes über längere Zeit nahezu alle anderen Interessen dominieren, so dass andere Aktivitäten behindert werden,*
- *oder wenn das Verhalten über die Zeit eine Steigerung bezüglich der Häufigkeit, Intensität und Aggressivität erfährt,*
- *oder wenn das sexuelle Verhalten vom Kind selbst als unangenehm erlebt wird.*
  (...) Es ist in Betracht zu ziehen, dass aus einem problematischen Sexualverhalten niemals gefolgert werden kann, dass sexueller Missbrauch tatsächlich stattgefunden hat.« (Johnson/Friend 1995, S. 168f.)

Grundsätzlich beginnt für Kinder ab vier Jahren ein neuer Lebensabschnitt, weil sie aus dem familiären Bereich stärker in ein neues Umfeld, etwa die Kindertagsstätte, wechseln. In der Auseinandersetzung mit sich selbst und anderen Kindern lernen sie, wer ihnen wichtiger ist als andere, wem sie wichtig sind. Es entstehen Gefühle von Eifersucht, Sehnsucht, Zuneigung oder Enttäuschung. Auch die Körperlichkeit der anderen weckt zunehmend mehr Neugier.

»*Es kann vorkommen, dass ein Kind, das seine Genitalien noch nicht als Lustquelle entdeckt hat, von einem anderen Kind lernt, sich selbst zu berühren und zu befriedigen. Gerade wenn es sich dabei um eine erstmalige Erfahrung handelt, ist es möglich, dass das Kind zunächst sehr häufig masturbiert, weil es ganz begeistert ist von der Möglichkeit, sich selbst angenehme Gefühle zu verschaffen.*« (Philipps 2002, S. 20)

Erwachsenen ist das vor allem dann peinlich, wenn die Masturbation in aller Öffentlichkeit geschieht. Einerseits ist ein solches Verhalten in diesem Alter ganz natürlich, andererseits muss auch dieses Kind mit der Zeit lernen, sich den sozialen Gepflogenheiten anzupassen und entsprechend intime Handlungen nur im geschützten Raum, z.B. des eigenen Zimmers, zu vollziehen. So erfährt das Kind, dass Selbststimulation zwar grundsätzlich akzeptiert ist aber nicht an jedem Ort passieren sollte. Wichtig sind auch, Unterscheidungen zu machen zwischen verschiedenen Personen; so kann die eigene Mutter toleranter sein als eine andere Person. Auch solche Differenzierungen kann ein Kind mit der Zeit begreifen.

6.6 Sexuelle Sozialisation im fünften Lebensjahr

Im Übergang zum fünften Lebensjahr wird die Hinwendung zur Gruppe der Gleichaltrigen noch stärker. Je mehr die Eltern solche Freundschaften fördern, die auch das Kuscheln und das Interesse an körperlichen Erkundungen mit einschließen, desto eher gelingt den Kindern der stufenweise Abbau des erotisch gefärbten Interesses an den Eltern. Kinder brauchen andere Kinder als Herausforderung, als Vorbild, als Anschauungsobjekt, zum Lieben, zum Hassen, zum Sich-verbinden und Sich-streiten, zum Abgucken und Sich-abgrenzen. Das gilt vor allem auch für das sexuelle Lernen mit allen seinen Facetten. Wenn sich Kinder je nach Gefühl und Interesse nackt sehen und anfassen, sich aber auch voneinander abgrenzen und Geheimnisse haben dürfen, wenn sie sich gegenseitig darüber informieren, wie Kinder gemacht werden und wie lang der Penis von Papa ist, wenn sie sich ineinander verlieben und eifersüchtig sind, ist das wichtig und gut so.

Das Interesse am Körper des eigenen oder des anderen Geschlechts wird im Allgemeinen mit dem Begriff der so genannten Doktorspiele etikettiert. Gemeint ist das sich gegenseitige Untersuchen auch der Geschlechtsteile, gelegentliche Stimulationen und manchmal auch die Imitation des Geschlechtsverkehrs. Verständlicherweise wollen Kinder dabei allein sein und schützen – vergleichbar mit den Erwachsenen – ihre Entdeckungsreisen vor neugierigen Einmischungen. Das ist bei Gleichaltrigen in der Regel auch völlig unproblematisch. Auf diese Weise lernen sie z.B. wie die Genitalien aussehen, dass die Analregion sehr empfindlich ist und an welchen Stellen eincremen gut tut und wo es eher schlechte Gefühle bereitet. Probleme sind nur wahrscheinlich, wenn ein deutliches, z.B. altersbedingtes Machtgefälle zwischen den Kindern existiert. Wenn Erwachsene das sichere Gefühl bekommen, dass einseitige, instrumentalisierende Vergnügungssuche oder Machtausübung im Spiel sind, bietet es sich an, das Geschehen vorsichtig, vielleicht nachfragend zu begleiten und auch bestimmte »Spiele« zu verbieten. Vor allem ist wichtig, vor Aktivitäten zu warnen, die etwas am Körper schädigen könnten. Das ist z.B. der Fall, wenn versucht wird, Gegenstände in die Scheide zu stecken oder den Penis mit Gegenständen oder großer Kraftanstrengung zu bearbeiten.

Wenn auch diese Doktorspiele im Mittelpunkt der Erwachsenenperspektive auf Kinder stehen, so haben die sozialen und symbolischen Rollenspiele eine ebenso große Bedeutung, mit denen Kinder ihre Vorstellungen vom Frau- und Mann-sein externalisieren. In taktvoller Weise können Erwachsene bei solchen Spielen durchaus in die Szenerie eingreifen und bestimmte Klischees anhand konkreter Situationen infrage stellen. Interessanter Weise erleben Eltern in diesen Spielen vieles von dem, was sie selbst ihren Kindern vorleben. Neben dem Anstoß zur Selbstreflexion können solche Momente auch zu Gesprächen darüber genutzt werden, welches alternative Verhalten noch möglich ist und wo in der Umgebung das vielleicht auch vorkommt.

Noch wichtiger ist die Begleitung der Kinder in ihren ersten Liebes-konflikten. Verliebt sein, Händchenhalten, Umarmen und Küssen, Weggestoßen-werden und Sich-trennen einschließlich aller beglei-tenden Gefühle werden in den ersten Freundschaften ebenso heftig erlebt wie es Erwachsene von sich kennen. Alle diese Empfindungen gilt es zu respektieren, selbst wenn das aus der Erwachsenenperspek-tive noch so vorläufig aussieht. Lächerlich-machen führt dazu, dass Kinder lernen, solche Gefühle lieber bei sich zu behalten, um sich nicht zu blamieren. Damit wäre eine gesunde seelische Entwicklung gefährdet. Das gilt vor allem für die immer noch deutliche negative Sanktionierung gleichgeschlechtlicher Liebesbeziehungen. Vor allem Jungen ahnden es untereinander brutal, wenn sich zwei von ihnen umarmen und zärtlich zueinander sind, obwohl die Gefühle immer auch auftreten können. Da immer noch viele Eltern befürchten, dass sich durch gleichgeschlechtliche Kontakte vielleicht eine homo-sexuelle Entwicklung ergeben könnte, werden die Hänseleien meist nicht unterbunden. Entsprechende nicht-diskriminierende Interven-tionen sind nicht einfach, wenn sie nicht Gefahr laufen wollen, ho-monegative Reaktionen hervor zu locken. Wichtig ist jedenfalls im-mer wieder einfließen zu lassen, dass es auch intime Paare von Män-nern und Frauen untereinander gibt und dass das auch völlig normal ist, dass sich das auch immer wieder mal ändern kann. Wenn ein Kind dann später eigene gleichgeschlechtliche Neigungen entdeckt, verliert das Innere oder auch Äußere seinen ersten Schrecken.

6.7 Sexuelle Sozialisation im sechsten und siebten Lebensjahr

Informationen über die 6 bis 8-jährigen Kinder sind im wissen-schaftlichen Kontext sehr dürftig. Auch in forschungspraktischer Hinsicht scheint es berechtigt zu sein, von einer gewissen Latenz-phase zu reden. Zumindest gibt es kaum empirische Untersuchun-gen zu dieser Altersspanne. Viele der folgenden Informationen stammen aus Beobachtungen von sexualpädagogischen Fachkräf-ten. Im Grundschulalter, also ab dem 6. Lebensjahr, machen die Kinder weitere Entwicklungsschritte im sexuellen Bereich. Auffällig ist die Hinwendung zur Gruppe des gleichen Geschlechts, verbunden mit einer oft schroffen Ablehnung der gegengeschlechtlichen Gruppe. Das ausschließliche Zusammensein nur unter Jungen oder nur unter Mädchen dient der Sicherung der eigenen Geschlechtsidentität. Der soziale Druck wird größer, sich wie ein »richtiger« Junge oder ein »richtiges« Mädchen zu verhalten. Einerseits wird in den Mädchen- und Jungengruppen das jeweils andere Geschlecht ausgegrenzt, manchmal auch abgewertet, andererseits entwickelt sich deutliches Interesse und erotische Anziehung zum gleichen Geschlecht, das aber nur im Stillen gelebt werden kann.

Siegmund Freud hat die Rückzugs- und Abgrenzungstendenzen der Kinder sowohl zwischen den Geschlechtern als auch von den Erwachsenen zum Anlass genommen, sexuell von einer Latenzphase zu sprechen, die erst zu Beginn der Pubertät sich wieder auflöst. Tatsächlich kann von sexuellem Desinteresse aber keine Rede sein. Auch, wenn sie ihre sexuellen Interessen vor Erwachsenen zu verbergen versuchen, spielt es unter ihren gleichaltrigen Freundinnen und Freunden eine wichtige Rolle. Diese Ambivalenzen und Spannungen spiegeln sich im Grundschulalltag in den ersten Klassen deutlich wider. Nach außen hin dominiert gegenüber den Erwachsenen eher provozierendes Abgrenzungsverhalten. Die Sprache z.B. ist eindeutig sexualisiert durch Anspielungen auf den Fäkal- und Sexualbereich. Gerade mit der Gruppe der Gleichgeschlechtlichen im Rücken erleben sich besonders Jungen, zunehmend aber auch Mädchen, als überaus wortgewaltig und stark. Endlich haben sie ein Instrumentarium, mit dem sie die bis dahin ständig überlegenen Erwachsenen herausfordern können.

Kurz vor dem Schuleintritt wächst das Interesse der Kinder an Informationen aus den Medien. Viele Sendungen, die vor allem für Jugendliche oder Erwachsene gedacht sind, wecken die Neugierde, um sexuellen Wissensdurst zu stillen. Nicht immer verstehen sie wirklich, was sie hören und sehen, bekommen aber eine Ahnung davon, was in der Pubertät auf sie zukommt und bilden sich eine Meinung, die durch Diskussionen mit Erwachsenen über internalisierte Klischees begleitet werden können. Jungen und Mädchen nutzen nach einer Untersuchung der Bremer Sexualpädagogin Petra Milhoffer zwar zunehmend die audiovisuellen Medien zum Wissenserwerb über Sexualität, wesentlich stärker sind aber offenbar mit zunehmender Lesekompetenz andere Quellen wie die BRAVO als Printmedium, der schulische Aufklärungsunterricht und das Gespräch mit den Eltern. Andere Untersuchungen betonen in diesem Zusammenhang immer wieder, dass sich leider weiterhin Väter viel weniger für die Aufklärung verantwortlich fühlen und dass immerhin etwa ein Drittel aller Jungen niemanden hat, mit dem es über seine Gefühle und Fragen sprechen kann.

6.8 Sexuelle Sozialisation der 9- bis 13-Jährigen

Die ersten empirischen Untersuchungen existieren erst wieder über die *Altersgruppe* der 9 bis 13-Jährigen. Die Ausführungen dazu orientieren sich an den Ergebnissen der bereits erwähnten Studie von Milhoffer zur »Selbstwahrnehmung, Sexualwissen und Körpergefühl von Kindern in 3. – 6. Klassen«, die im Auftrag der BZgA zwischen 1995 und 1997 unter 500 Kindern durchgeführt wurde.

Verliebtsein und sexuelle Neugier sowie sexuelle Gefühle und Körpererfahrungen von Mädchen und Jungen bleiben trotz der vielen neuen Enkulturationsaufgaben wichtige Themen. Mädchen und Jungen im Grundschulalter wurden gefragt, ob sie schon einmal verliebt waren. Die Antworten zeigen,

> »*dass dieses Gefühl in der Erlebniswelt von Kindern eine wichtige Rolle spielt und Zuneigung durchaus über freundschaftliche Gefühle hinausgeht. 47% der Mädchen und 51% der Jungen kennen den Zustand der Verliebtheit, wobei die Angaben hierzu in den jeweiligen Altersstufen variieren.*« (Milhoffer 2000, S. 89)

und jüngere Mädchen und Jungen es geheim halten. Erinnert sei an die starke Orientierung der 6- bis 8-Jährigen an ihren geschlechtshomogenen Peers. *Sexuelle Neugier* wird von Jungen aktiver ausgelebt als von Mädchen.

> »*Auf eine ausgeprägte sexuelle Neugier und Schaulust der Jungen lässt schließen, wenn 14% der Jungen, aber nur 4% der Mädchen im Schullandheim gemischt duschen wollen.*« (ebd., S. 95)

Das gegenseitige Necken und Ärgern ist an der Tagesordnung und Anmachspiele sind »Dauerbrenner«. Die Kinder wurden gebeten, sich zum Thema »Erotik, Liebe, Flirt, Kribbeln, Anmache« zu äußern.

»*Eine Grundschülerin bringt es knapp auf den Begriff: ›In einer Schule, wo es keine Jungen gibt, könnten wir nicht verliebt sein. Dann finde ich die Schule bescheuert.‹*« (ebd., S. 95)

Die Pädagogin Marianne Horstkemper zieht aus den Äußerungen der Grundschulkinder folgendes Fazit:

»*In keiner anderen Altersgruppe wird so entschieden betont, dass ›Verliebtsein‹ die Essenz des Schullebens ist, wenn sie auch verbunden ist mit Necken, Ärgern und ›Spaßkämpfchen‹.*« (Horstkemper 1995, S. 33)

In der Milhoffer-Studie wurden 9- bis 13-jährige Mädchen und Jungen über ihre *sexuellen Fantasien* befragt. Dabei wurden sie gebeten, zu einer Abbildung, wo viele Kinder durch ein Schlüsselloch gucken, zu beschreiben, was da wohl zu sehen ist. Etwa ein Drittel der Äußerungen von Mädchen (31%) und von Jungen (35%) beinhaltet Szenen, die auf eine körperbezogene Schaulust hindeuten oder Szenen mit explizit erotisch-sexuellem Inhalt.

Solche Szenen wurden von den Kindern wie folgt beschrieben:
»*Einblick in die Umkleide- oder Duschräume, wie z.B.: ein Badezimmer voller Frauen (J. 10 J.), da ist eine Frau, die nackt ist, die Jungen bekommen einen Steifen (M. 11 J.).*
Erotisch-sexuelle Interaktionen unter Mitschüler/innen wie z.B.: zwei Schüler, die sich küssen (M. 12 J.), sie sehen, wie sich zwei Klassenkameraden küssen und dieses heimlich (J. 9 J.).
Erotisch-sexuelle Interaktionen unter Erwachsenen, wie z.B.: Geschlechtsverkehr (J. 9 J.), zwei Menschen, die sich miteinander knutschen (M. 10 J.), zwei Lehrer schlafen miteinander (J. 12 J.).
Einblick in Toiletten, wie z.B.: sie gucken, wie ein Junge oder Mädchen aufs Klo geht (M. 11 J.), da sitzt jemand auf der Toilette und macht komische Geräusche (J. 10 J.), die Kinder gucken in das Lehrerklo (J. 12 J.).« (Milhoffer 2000, S. 96)

Gefragt wurde auch nach *sexuellen Übergriffen*. Unterschieden wurde bei der Frage nach den Grenzen geduldeter Körperkontakte zwischen unangenehmen Kontakten, die von einem anderen Kind ausgingen und solchen von einem Erwachsenen. Vorgegeben waren die Antworten *abküssen, befummeln, antatschen* und *zwischen die Beine fassen.*

> *»Mädchen wie Jungen haben bereits damit große Probleme, wenn sie von anderen Kindern abgeküsst, angetatscht oder befummelt werden. (…) Mädchen finden es unabhängig vom Alter noch etwas häufiger als Jungen unangenehm, wenn sie solche Zudringlichkeiten von anderen Kindern erfahren (ca. 90% gegenüber ca. 80%). Gehen solche Übergriffe jedoch von Erwachsenenseite aus, sind sich die Geschlechter einig: die Toleranz geht hier bei Mädchen wie Jungen gegen Null.«* (Milhoffer 2000, S. 107)

Etwa 8% vor allem der jüngeren Kinder gaben an, schon einmal tatsächlich von Erwachsenen abgeküsst, angetatscht oder befummelt worden zu sein. Wesentlich häufiger ist jedoch noch das Schlagen der Kinder. So gaben ca. 30% aller Mädchen und Jungen an, von Erwachsenen schon mal geschlagen worden zu sein. Gemessen an der großen Abneigung, die Kinder gegenüber solchen Aktivitäten äußerten, weist das Ergebnis auf die Notwendigkeit hin, die Eltern in eine gewaltpräventive (Sexual-)Erziehung einzubeziehen.

Zwei Drittel der Mädchen und Jungen äußerten, dass sie ganz allgemein schon viel über ihren Körper wissen und sich für gut informiert halten (vgl. Milhoffer 2000, S. 113). Dennoch gibt es Begriffe, worüber sie noch mehr erfahren wollen oder die für sie noch unbekannt sind (z.B. Hoden, Vorhaut, Eierstock, Gebärmutter und Vagina). 10% der befragten Kinder wünschten Informationen zur Klitoris.

> *»Da sicherlich nicht von allen Kindern die ihnen unbekannten Begriffe aufgeschrieben wurden, dürfte der Anteil derer, die über die Klitoris nicht informiert sind, in Wirklichkeit noch größer sein. Vorhandensein und Funktion der Klitoris werden in der Sexualkunde selten angesprochen. Auch ein großer Teil der sexualpäda-*

gogischen Materialien für Kinder beschränkt sich auf die Darstellung von Schwangerschaft und Geburt, vergisst die Markierung des Lustorgans und blendet damit die Lustseite des sexuellen Erlebens von Mädchen weitgehend aus.« (Milhoffer, 2000, S. 116)

Konkrete Fragen zum Thema »Sexualität« weisen bei Mädchen und Jungen verschiedene Informationsbedürfnisse mit deutlich geschlechtsspezifischen Unterschieden auf. *Regelblutung, Schwangerschaft, Vergewaltigung, lesbisch sein und Abtreibung* sind eindeutig Fragen der Mädchen. Bei Jungen stoßen Fragen zu *Sex, Orgasmus und mit jemandem schlafen* auf größeres Interesse.

Auch wenn Grundschulkinder mit Erwachsenen oft nur über Schwangerschaft und Geburt sprechen, haben sie dennoch den Wunsch, mehr über Sexualität im engeren Sinne zu erfahren. In einer von mir 1998 durchgeführten anonymen Befragung in einigen Grundschulklassen bei 9-jährigen Jungen wurden folgende Fragen gestellt:

Warum muss ich mich rasieren? Müssen Zungenküsse sein? Was ist das Weiße, das bei meinem Bruder aus dem Penis gekommen ist, als er onaniert hat? Wie kann ich einem Mädchen zeigen, dass ich es mag? Ich habe auch schon Jungen geküsst, darf ich das? Kriegen Kinder auch schon Aids? Wie lang wird mein Pimmel noch wachsen? Was ist Menstruation? Was ist ein Orgasmus? Wie kann ich einem sagen, dass ich in ihn verliebt bin, ohne dass es die anderen merken? Bekommen Blinde auch ein blindes Baby? Was isst das Baby im Bauch? Was ist ein Fötus? Kann man mit 12 schon ein Kind kriegen? Warum gehen die Jungen immer so schnell ran? Was ist Sperma? Was tut man genau, wenn man miteinander schläft? Die großen Mädchen und Jungen reden immer von »Petting«, was ist das? Was ist ein Kinderschänder? Was heißt Empfängnisverhütung? Tut es weh, wenn die Nabelschnur durchgeschnitten wird?

Diese Fragenliste könnte noch weiter fortgesetzt werden. Sie macht deutlich, womit Mädchen und Jungen bereits konfrontiert werden und wie umfangreich und detailliert sie informiert und aufgeklärt werden wollen. Alle bisher beschriebenen Äußerungsformen und Interpretationen zur Kindersexualität gelten in abgewandeltem Maße für *Kinder aus Familien mit Migrationshinter-*

grund. Ohne vorhandene Ergebnisse aus entsprechenden Untersuchungen genau darstellen zu können, sollen die wichtigsten Ergebnisse in den Worten des Autors einer BZgA-Untersuchung hier zitiert werden:

> *»Viele Mädchen und Jungen aus Migranten- und Aussiedlerfami-*
> *lien haben ein deutlich ausgeprägteres Schamgefühl als deutsche*
> *Kinder. Ein beachtlicher Teil von ihnen gibt an, in der Schule solle*
> *Sexualerziehung nicht unterrichtet werden. Dafür ausschlagge-*
> *bend ist die ablehnende Haltung der Eltern.*
> *Die in vielen Migranten- und Aussiedlerfamilien gelebte Ge-*
> *schlechtertrennung spiegelt sich in den Wünschen ihrer Kinder an*
> *die Schule wider. Ausländische Mädchen sprechen sich besonders*
> *häufig für eine Geschlechtertrennung in der Sexualerziehung aus*
> *und bevorzugen weibliche Lehrkräfte.*
> *Nicht-deutsche Mädchen würden gerne mehr über den eigenen*
> *Körper wissen und haben oft den eigenen Körper betreffende Pro-*
> *bleme, über die sie sich nicht zu sprechen trauen. Sie fühlen sich*
> *häufig durch Sex in den Medien verunsichert. Viele ausländische*
> *Mädchen empfinden es als eine Benachteiligung, dass sie im*
> *Haushalt mehr als die Jungen gefordert werden.*
> *Die Selbsteinschätzung der schulischen Leistungen verweist bei*
> *vielen ausländischen Jungen und Mädchen auf ein geringes Selbst-*
> *wertgefühl. Die große Beliebtheit des Unterrichtsfachs Deutsch*
> *zeigt, dass dazu angebotene Förderkurse Erfolge zeigen.*
> *Ausländische Kinder finden in ihren Eltern seltener als deutsche*
> *Kinder Ansprechpartner, denen sie Kummer anvertrauen können.*
> *Prügel ist für ausländische Kinder oft ein Erziehungsmittel, das*
> *›einfach dazugehört‹.«* (Gluszcynski 1999, S. 91f.)

Entsprechende Fortbildungen von Lehrkräften wie auch Sexualpädagogen und -pädagoginnen müssen Wissen über fremde Kulturen
und Traditionen vermitteln, Elternarbeit anregen, über besondere
Themen einer interkulturellen Erziehung informieren und kultur-
angepasste Aufklärungsmaterialien verwenden.

7. Jugendsexualität und Sexualpädagogik

7.1 Jugendliche zu Beginn des 21. Jahrhunderts

Wie sind Jugendliche zu Beginn des 21. Jahrhunderts einzuschätzen? Kompetent, auch im Sexuellen, autonom und ihrer Geschicke mächtig oder verführbar, konsumfixiert und ohnmächtig? Zufrieden mit der Freiheit der Selbstwahl oder verunsichert, weil feste Orientierungen fehlen? In der jeweiligen Geschlechtsrolle selbstbewusst und gleichberechtigt oder in ihr so traditionell organisiert, fühlend und leidend wie eh und je? Sind die Jugendlichen dieser Tage asozial-egoistisch-individualistisch oder ganz im Gegenteil umsichtige, freiwillig moralische Expert/innen der biografischen Selbstbastelei?

Welches Bild stimmt oder stimmen sie alle – »irgendwie«? Pluralisierung, so merken wir als Erziehende des Öfteren, ist unangenehm, wenn klare, einfache Klassifizierungen gesucht werden, die dann begründetes Handeln anleiten sollen.

Natürlich haben wir Untersuchungen zur Jugendsexualität, die Orientierung versprechen. Doch auch dann noch stehen wir vor der Aufgabe der Interpretation, die uns seriös Forschende ja zu Recht nicht abnehmen. Und siehe: Aus denselben Untersuchungen zur Jugendsexualität wird ganz Unterschiedliches herausgelesen.

Nehmen wir nur das zentrale Thema der letzten Jahre, nämlich die Beobachtung des Geschlechterverhältnisses. Da erkennen die einen eine gute Entwicklung zu Gleichberechtigung, Selbstbewusstsein und Vernunft, weil z.B. alles, was in so einer Paarbeziehung ansteht, auch die Sexualität, besprochen werden kann. Andere befürchten, diese spätmoderne Verhandlungsmoral töte Lust und Spontaneität in der Begegnung der Geschlechter.

Die meist zu Tage tretende starke Treueorientierung der befragten Jugendlichen rieche, so bewerten die einen, nach altem Konservatismus. Andere fügen beruhigend hinzu, dass sich die Treue schließlich auf immer kürzer dauernde Beziehungen bezieht. Wieder andere loben den Treuewunsch als Indiz dafür, dass Mädchen und Jungen nicht der oberflächlichen Maxime »Hauptsache Lust« verfallen. Was nämlich Beziehungslosigkeit befürchten ließe.

Und wie geht es den Mädchen? Auch hier hören wir Interpretinnen und Interpreten, die eine Mädchengeneration entdeckt haben wollen, die frech, frei und selbstbestimmt ihren Weg geht und das Lamentieren ihrer feministischen Vorbilder leid ist und andere, die ein patriarchales Rollback konstatieren.

7.2 Jugendsexualität wird immer auch so beschrieben, wie man sie sehen will

Schon immer hat es diese unterschiedlichen Einschätzungen gegeben, weil *erstens* im Sexuellen die »Sicht der Dinge« sehr stark von den eigenen Erfahrungen und Sehnsüchten abhängt. Der Pädagoge, der selbst gerade seine Freundin verlassen hat, sieht den statistisch häufiger werdenden Beziehungswechsel positiver als die Freundin, die unter der Trennung leidet. Es bleiben *zweitens* Interpretationsunterschiede, weil Jugendliche nicht so ohne weiteres Einblick in ihr Intimleben gewähren. Es gibt immer eine beobachtbare Außenperspektive und eine subjektive Innenperspektive. Letztere ist weniger sichtbar, weil sie in Meinungsumfragen nicht mitgeteilt wird. Man entdeckt sie meist erst, wenn die Chance besteht, mit ihnen ein Stück Lebenswelt zu teilen.

Es gibt *drittens* ohnehin kaum generalisierbare Aussagen, weil Sexualverhalten immer so unterschiedlich ist wie die Lebenswelten, in denen Jugendliche leben. Sexualität kann nicht aus der Person und allen anderen Bedingungen des Lebens herausgeschnitten werden, sondern ist immer eng verbunden mit dem Verständnis von Junge und Mann-sein, Mädchen und Frau-sein, ist verbunden mit dem Kommunikationsstil der Herkunftsfamilie, des sozialen Umfelds, den Bildungschancen, materiellen Möglichkeiten, der Wohnumwelt, kulturellen Stilrichtung und vielen ganz individuellen biografischen Besonderheiten. Sexualität hat eine wichtige Funktion für die Identität, das Selbstgefühl und Selbstbild eines Menschen.

7.3 Untersuchungen zur Jugendsexualität

Wichtige quantitative Untersuchungen zur Jugendsexualität sind seit 1968: Giese, H./Schmidt, G. (1968); Sigusch, V./Schmidt, G. (1973); Schmidt-Tannwald, I./Urdze, A. (1983) sowie Clement, U. (1986) für die alte BRD; Starke, K. (1980), Starke, K./Friedrich, W. (1984) sowie Weller, K. (1991), für die DDR; für die Zeit nach der Wende Schmidt, G. u.a. (1993/2000) und Schmidt-Tannwald, I./Kluge, N. (1998).

Die Studien der 60er- und 70er-Jahre beschäftigen sich vorwiegend mit veränderten Moral- und Normvorstellungen, so thematisieren die neueren Untersuchungen die Angleichung des sexuellen Verhaltens zwischen den Geschlechtern.

Die Wiederholungsbefragungen im Auftrag der Bundeszentrale für gesundheitliche Aufklärung von 1980, 1994, 1996, 1998 und 2001 haben sexuelle Erfahrungen und sexuelles Wissen zum Fokus.

Wichtige qualitative Studien sind erst später erschienen, so z.B. Winter, R./Neubauer, G. (1998), Schmidt, R.-B./Schetsche, M. (1998), Dannenbeck, C./Stich, J. (2002), Schmidt, R.-B. (2003).

7.4 Ein qualitativer Einstieg: Aushandlungsprozesse im Geschlechterverhältnis

Als illustrativer und aktueller Einstieg in das Sexualverhalten Jugendlicher werden im Folgenden zentrale Aussagen der jüngsten qualitativen Studie vorgestellt, die im Auftrag der Bundeszentrale für gesundheitliche Aufklärung durchgeführt wurde (Dannenbeck, C./Stich, J. 2002). Der Titel gibt Auskunft über den Fokus der Aufmerksamkeit: »*Sexuelle Erfahrungen im Jugendalter und Aushandlungsprozesse im Geschlechterverhältnis.*« Die Grundlage der Datenbasis bilden 60 narrative Interviews mit Jungen und Mädchen von 18–22 Jahren aus verschiedenen Regionen und Schulformen.

7.4.1 Beginn der Partner bezogenen sexuellen Erfahrungen

Das »erste Mal« ist ein markantes Ereignis und doch nur eins unter vielen: Es gibt mehrere davon: Der erste Kuss, der Beginn der ersten »großen Liebe«, ausgedehnte Pettingerfahrungen. Die Jugendlichen berichteten, dass die Überbewertung des ersten Koitus in der Öffentlichkeit unnötigen Erwartungsdruck erzeugt (vgl. ebd., S. 39).

Mädchen und Jungen unterscheiden zwischen Körpererleben und emotionaler Befindlichkeit beim ersten Geschlechtsverkehr. Die gesamte emotionale Situation bleibt meist in positiverer Erinnerung als das rein physische Erleben. – So dass auch Mädchen, die das »erste Mal« mit Schmerzen verbinden, sich nicht von weiterer heterosexuellen Aktivitäten abhalten lassen (vgl. ebd., S. 39f.).

Vielen Jungen macht die Befürchtung, dass der erste Koitus für Mädchen mit Schmerzen verbunden sein kann, mehr zu schaffen als den Mädchen selbst. Das bezeugen ihre Erzählungen ebenso wie Erinnerungen von jungen Frauen. Für Sexualerziehung bedeutet das, Jungen über körperliche Empfindungsmöglichkeiten von Mädchen besser zu informieren, als das bisher der Fall ist. Wenn sie wissen, dass der erste Koitus von Anfang an kaum idealen Vorstellungen entspricht, können sie gelassener sein und auch für die Mädchen ein hilfreicherer Partner (vgl. ebd., S. 40).

Insgesamt äußerten sich die Jungen positiver über das erste Mal als die Mädchen. Jungen haben das Bestreben, fehlgeschlagene Versuche als ungültig zu definieren. Es handelt sich um eine biografische »Reparaturstrategie«; erst das erste wirklich befriedigende sexuelle Erlebnis wird als »erstes Mal« anerkannt. Für Mädchen ist der erste Koitus immer ihr erstes Mal, auch dann, wenn er mit Schmerzen verbunden war (vgl. ebd., S. 44). Die typischen Jungenängste sind sexuelles Versagen und die Furcht, dem Mädchen weh zu tun. Mangelnde Erektionen oder vorzeitigen Samenerguss schreiben sie gemäß der kulturellen Codes sich selbst zu. Die Schmerzen von Mädchen werden eher als physiologische Gegebenheit interpretiert (vgl. ebd., S. 45).

Sicherheit wird als wichtigste Voraussetzung für ein positives Erleben beim »ersten Mal« begriffen. Sicherheit ist auch das Leitthema der Erzählungen der Mädchen. Gemeint ist ein sicheres Vertrauen in den Partner, dass »Stoppsignale« verstanden und beachtet werden, Informiertheit, auch über Schwierigkeiten des ersten Geschlechtsverkehrs und das Bewusstsein, diesen wirklich gewollt zu haben (vgl. ebd., S. 48).

Entwickelt sich der Wunsch nach dem ersten Geschlechtsverkehr aus einer schon länger bestehenden, vertrauensvollen Beziehung, sind einige günstige Rahmenbedingungen eher als bei flüchtigen Begegnungen gegeben. So z.b. das Vertrauen, dass der oder die andere einschätzen kann, welche subjektive Bedeutung dem Ereignis beigemessen wird; Gelassenheit, auf günstige situative Umstände warten zu können; eine gewisse körperliche Vertrautheit und (relativ) geringere Angst, »etwas falsch zu machen«. Andererseits laufen sexuell unerfahrene Jugendliche, die seit längerem ineinander verliebt sind, leichter Gefahr, die sexuelle Initiation sehr hoch zu bewerten. Die Erwartungen sind dann immens gewachsen, so dass es ihnen manchmal schwer fällt, mit sexuellen Problemen umzugehen. Neugierde und Entdeckerfreude sowie das Bedürfnis, eine Liebesbeziehung zu vertiefen, sind günstige Voraussetzungen für das Gelingen. Wenn unbefriedigte freundschaftliche Beziehungen oder sexueller Druck zugrunde liegen, kann es jedoch auch problematisch werden (vgl. ebd., S. 65).

Nicht immer muss das »erste Mal« in einer flüchtigen Beziehung problematisch sein. Es kommt auf die situative und emotionale Rahmung an. Oft geschieht der erste Koitus aus einem recht sicheren und reflektierten Gefühl heraus, dass es jetzt biografisch an der Zeit und passend ist. Primäre Erwartung ist dann die Meisterung einer Statuspassage, weniger die Aufnahme einer dauerhaften Beziehung. Ob beide Partner dabei zufrieden sind, hängt jedoch wiederum von der Verständigung über diese Situationsdefinition ab – dass es sich also um eine flüchtige Begegnung handeln soll, aus der niemand zukünftige Ansprüche ableiten kann.

Anders verhält es sich jedoch bei Jugendlichen, die unfreiwillig in diese Situation hineingerutscht sind oder sich durch Alkohol oder Drogen hineinmanövriert haben. Die meisten Jugendlichen sind aber recht erfinderisch, fehlgeschlagene erste sexuelle Erfahrungen biografisch so einzuordnen, dass sie zukünftige Erfahrungen möglichst wenig belasten (vgl. ebd., S. 76).

7.4.2 Abstimmungs- und Aushandlungsmuster – Ein hoher Anspruch: Trennungen ohne Verletzungen

Das typische Beziehungsmuster Jugendlicher ist das der sukzessiven Monogamie. Viele der befragten Jugendlichen blicken auf eine Folge von Paarbeziehungen unterschiedlicher Dauer mit zumeist klar markiertem Anfang und Ende zurück. Zwischen den jeweiligen Beziehungen legten einige eine Beziehungs- und Sexpause ein, pflegten ihre langfristigen Freundschaften. Manche pflegten in der Zeit durchaus flüchtige sexuelle Kontakte. Sie sind sich in der Regel bewusst, dass die ersten Paarbeziehungen experimentellen Charakter haben und von geringerer Dauer sind als die guten alten Freundschaften. Kennzeichnend für diese sukzessive Monogamie, aber auch für flüchtige erotische Begegnungen, ist das Bemühen und der häufig erklärte Wille der Jugendlichen, Trennungen ohne gegenseitige Beschädigungen zu gestalten (vgl. S. 93). Solche Verständigungen funktionieren nicht immer, vor allem dann nicht, wenn eine gemeinsame Definition der Situation misslingt oder wenn unvorhergesehene Emotionen dem Vorhaben ein Schnippchen schlagen.

7.4.3 Einfühlsame Jungen und durchsetzungsfähige Mädchen!

Als Reaktion auf die Diskurse um das Geschlechterverhältnis und die Geschlechterrollen betonen Mädchen ihre Selbstverwirklichung und Durchsetzung, Jungen betonen, einfühlsame Liebhaber zu sein. Zu den resistenten Mustern der alten Geschlechtsrolle gehört bei Jungen jedoch die Angst, sexuell zu versagen und von ihren Partnerinnen lächerlich gemacht zu werden (vgl. ebd., S. 96).

Selbst wenn Mädchen dem »Versagen« ihres Partners kaum Gewicht beimessen und es herunterspielen, scheint es ihnen kaum zu gelingen, ihm die Selbstzweifel zu nehmen. Jungen machen das psychische Wohlbefinden ihrer Partnerinnen in den Interviews viel zum Thema, Mädchen tun das umgekehrt sehr wenig. Statt über ihre eigenen Empfindungen in dieser Situation, sprechen Jungen eher darüber, wie es ihren Partnerinnen beim ersten Geschlechtsverkehr geht. Jungen wie Mädchen reagieren so mit ihrer Selbstdarstellung – nicht immer auch mit ihrem Verhalten – auf einen historischen Nachholbedarf (vgl. ebd., S. 101).

Wenn in der Untersuchung den einfühlsamen Jungen so viel Aufmerksamkeit geschenkt wird, soll das nicht heißen, dass Rücksichtslosigkeit und Gewalttätigkeit durch Jungen ausgestorben ist. Einige Mädchen berichten von einschneidenden sexuellen Übergriffen seitens junger Männer oder Jungen. Tatjana, damals 17 Jahre alt, ließ lange Zeit den als eher unangenehm erlebten, regelmäßigen Beischlaf ihres älteren Freundes über sich ergehen, bis sie sich aus der Beziehung lösen konnte. Anderen geht das auch so. Diese Mädchen drücken alle ihre Wut auf den Aggressor aus, heben aber zugleich – mit wenigen Ausnahmen – auch ihre eigene Beteiligung an den unguten Erlebnissen hervor.

Nun wird das in feministischen Kreisen oft als masochistische Haltung gedeutet, sich als Opfer auch noch einen Teil der Schuld selbst zu geben. Das mag in bestimmten Fällen so sein, doch von den Autorinnen und Autoren der hier referierten Studie wird nach einer genauen Analyse der Verarbeitungsstrategien, mit denen die Mädchen den erlittenen sexuellen Übergriffen begegneten, auch eine andere Deutung vorgeschlagen. Die Interpretinnen betonen, dass sich die Mädchen keine Selbstvorwürfe machten, sondern ihr Verhalten als unklug beschrieben, aus dem sie gelernt hätten. Diese Erfahrung hätten sie als Kompetenzzuwachs verbucht, der nicht nur ihr Selbstbewusstsein gestärkt habe, sondern vor allem die Überzeugung, nicht wieder so etwas zu erleben. Mit dieser Bewältigungsstrategie gelänge es ihnen, die Übergriffe so zu verarbeiten, dass diese nicht langfristig ihre sexuellen Erlebnismöglichkeiten beeinträchtigen (vgl. ebd., S. 102).

Die Ergebnisse der Studie legen nahe, dass Mädchen inzwischen über ein großes Verhaltensrepertoire zur Zurückweisung unerwünschter Annäherungsversuche verfügen, während Jungen in dieser Hinsicht noch viel zu lernen haben. Wenn sie von selbstbewussten Mädchen angemacht werden, dann finden sie das entweder toll, weil sie sich den Kontakt auch wünschten und selbst nicht aktiv werden mussten. Oder sie fühlen sich extrem unwohl und unsicher, wenn sie weibliche Annäherungen nicht positiv beantworten wollen (vgl. ebd., S. 103).

7.4.4 Problematische Entwicklungen

Bei einem kleinen Teil der Jugendlichen in der Studie, etwa bei jedem Fünfzehnten, zeichnen sich längerfristige Probleme der sexuellen Entwicklung ab. Solche Probleme waren entweder körperlich-
sexueller Art oder im kommunikativen Bereich lokalisiert.

Es gibt verschobene Motive und uneindeutige Aushandlungen:
Noch immer gibt es das traditionell weibliche Verhaltensmuster,
nach dem Sex in Kauf genommen wird, damit Zuwendung erfahren werden kann. Mit zunehmendem Selbstbewusstsein der Mädchen schwindet dieses Verhalten. Bei Jungen wurde dieses vormals
weibliche Muster nicht gefunden, wohl aber die Hilflosigkeit, sich
dagegen abzugrenzen, wenn Mädchen sexuell offensiv geworden
sind. Jungen können noch nicht immer damit umgehen, dass Mädchen ihr sexuelles Potenzial offensiv vertreten.

Es existieren Probleme mit Körperlichkeit: Einige Mädchen erlebten sexuelle Erregung als abstoßend, genossen aber zärtliche
Nähe, manche Jungen gingen zärtlichen Berührungen und zärtli-
cher Nähe generell aus dem Weg, suchten aber sexuelle Begegnungen. Es kam vor, dass Sexualität generell als etwas »Schmutziges«
angesehen und partnerorientierte Sexualität ganz vermieden oder
sogar extensiv betrieben wurde. In allen Lebenserzählungen wurden gravierende biografische Hypotheken sichtbar. Es waren Ver-
gewaltigungen oder sexueller Missbrauch erlebt worden bzw. es lag
Magersüchtigkeit vor (vgl. ebd., S. 122).

Jugendliche, die gravierende sexuelle Probleme erfolgreich
überwunden haben, bringen vor allem zwei Kompetenzen mit: Sie
können trotz aller Schwierigkeiten noch vertrauensvolle, belastbare
Freundschaften eingehen und sind sich der Hintergründe ihrer
Verhaltensprobleme in etwa bewusst (vgl. ebd., S. 123). Vor allem
gute Peer-Beziehungen und vor allem eine vertrauensvolle Paarbeziehung sind wichtige Ressourcen für den eigenen Heilungsprozess.
Es bleiben nicht wenige Jugendliche ohne jede Möglichkeit, mit Freunden und Freundinnen oder auch Erwachsenen, geschweige denn
mit Professionellen, über sich und ihre Schwierigkeiten zu reden.

✗ auch Teilgruppen d. Mädchen!

7.5 Jugendsexualität im Spiegel quantitativer Untersuchungen

An dem gerade geschilderten Eindruck, den die Ergebnisse der referierten qualitativen Studie vermittelt haben, lässt sich ablesen, dass sich seit den früheren problembeladenen Bedingungen des Aufwachsens einiges geändert hat.

7.5.1 Einiges ist einfach anders geworden

• Die *körperlichen Veränderungen im Zusammenhang der Pubertät setzen früher ein.* Das Menarchealter hat sich im Durchschnitt innerhalb von 10 Jahren um fast 1 1/2 Jahre vorverlagert, das durchschnittliche Ejakularchealter um 1 3/4 Jahre auf ca. 12 1/2 bei beiden Geschlechtern (Schmidt-Tannwald und Kluge 1998, S. 62ff.).

• Im Trend ist das *Alter des ersten Geschlechtsverkehrs* bei Jugendlichen gesunken. Seit 1994 ist der Anteil der Erfahrenen unter den 17-Jährigen relativ stabil. Bei den Mädchen liegt er konstant bei zwei Drittel, bei den Jungen schwankt er um den Wert von 60%. Es gibt also immer auch eine relativ fest umrissene Gruppe, die dann noch keinen Geschlechtsverkehr gehabt hat. Das Durchschnittsalter für den ersten Koitus beträgt 14,9 bei den Mädchen und 15,1 bei den Jungen (vgl. BZgA 2001, S. 49).

• *Jugendliche sind verhütungsvernünftig*: 90% der Befragten benutzen Pille oder Kondom, manchmal beides gleichzeitig. 1980 verwendete beim 1. Geschlechtsverkehr jedes dritte Paar ein Kondom, 2001 sind es doppelt so viele Paare. Der Anteil jener, die »das erste Mal« ohne Verhütungsmaßnahmen erleben, liegt jedoch konstant über 10%: Mädchen 12%, Jungen 15% (vgl. BZgA 2001 S. 60ff.).

• Der *Einfluss von AIDS auf das Sexualverhalten* der Jugendlichen wird unterschiedlich diagnostiziert. Während die Autoren der Hamburger Replikationsstudie meinen, dass sich die Bedrohung durch AIDS nur geringfügig ausgewirkt habe, (vgl. Schmidt, G. u.a. 1993, S. 164ff.) deuten Schmidt, R.-B. und Schetsche, M. die gleichen Daten derart, dass AIDS die sexuellen Karrieren von Jugendlichen bereits erheblich beeinflusst habe: ›Die‹ Jugendlichen, vor allem die männlichen, sind heute sexuell zurückhaltender als vor zwanzig Jahren, Angehörige beider Geschlechter geben an, weniger Spaß beim Sex zu haben als ihre Altersgenoss/-innen am Anfang der 70er-Jahre (Schmidt, G. 1993, S. 148f.), Kondome finden erheblich mehr Akzeptanz (vgl. BZgA 2001, S. 60ff.), hochsignifikant weniger Jungen machen homosexuelle Erfahrungen (vgl. Schmidt, G. 1993, S. 28, 46).

7.5.2 Von der Ambivalenz verschwundener Barrieren und Verbote

Eltern geben nicht nur ihren Kindern, sondern auch deren Sexualität Lebensraum. 69% akzeptieren, dass ihre Tochter gemeinsam mit deren Freund *zu Hause übernachtet.* Dies haben 1980 noch weniger als 30% der Eltern toleriert. Zudem hat sich der Anteil der Eltern, die über Empfängnisverhütung informieren, verdoppelt. Zumeist ist es leider immer noch die Mutter, die dieser Informationspflicht nachkommt. Das klingt liberal und gewährend, kann aber auch die »Verhaustierung« des sexuellen Erlebens und eine noch genauere Kontrolle zur Folge haben.

Auch die quantitativen Erhebungen belegen, dass sich die Regeln im *Miteinander der Geschlechter* geändert haben. Jungen respektieren die Grenzen der Mädchen mehr, weil sie sie deutlicher ziehen. Mädchen äußern ihre (sexuellen) Wünsche mehr und machen nicht »ergeben« mit bei heterosexuellen Aktivitäten, bei denen sie mit ihren Bedürfnissen nicht vorkommen. Gleichzeitig erlebten, so wird berichtet, heterosexuell lebende Mädchen ihre Sexualität in den 90er-Jahren nicht mehr so lustvoll wie 1970. Sie fühlen sich nicht mehr verpflichtet, den sexuellen Verkehr mit Männern klasse zu finden, weil es angeblich – unabhängig von der konkreten Qualität der sexuellen Interaktion – einfach das Tollste auf der Welt sei, männlicher Sexualität beiwohnen zu dürfen. Die Mädchen wollen mehr Kontrolle und Initiative. Und die Jungen reagieren darauf zwiespältig: Einerseits finden sie es gut, dass ihre Freundin selbstbewusst ist, andererseits sind sie, wie es heißt, »latent aggressiv«, weil aus der Generation ihrer Väter noch herüberweht, dass es einst einfacher war – als die Männer noch allein bestimmten, wie sich Heterosexualität in Intimbeziehungen zu gestalten habe.

Nun sind lebensweltlich eingebettete und nach allen Regeln der empirischen Kunst gewonnene Befragungsergebnisse immer nicht die ganze Wahrheit. Sexualpädagoginnen und -pädagogen berichten aus ihrer praktischen Mädchen- und Jungenarbeit beispielsweise auch, dass viele Mädchen dazu neigen, sich im Verlauf einer so genannten festen heterosexuellen Beziehung immer noch eher ihrem Partner anzupassen, als ihre Selbstständigkeit zu behaupten und ihre Interessen durchzusetzen – wie ja sowohl die referierte qualitative Studie der BZgA als auch die quantitativen Daten der vergleichenden Studien von Schmidt, G. (2000) nahe legen. Zudem bezweifeln viele sexualpädagogische Jugendarbeiterinnen, dass sich die in den Jugendsexualitätsuntersuchungen festgestellten Veränderungen im Geschlechterverhältnis in allen Teilen der Jugendkulturen wieder finden lassen – die traditionellen Geschlechterrollenstereotypen seien zäher, als es der Trend nahe legt. Vor allem die Daten zur Sexualität Jugendlicher aus muslimischen Kulturkreisen weisen deutlich andere Befunde auf.

7.5.3   Informationen und Bilder sind leichter zugänglich

Sexualaufklärung erhalten die Töchter 20 Prozentpunkte mehr (72%) als die Söhne. Das bedeutet, andersherum gelesen, dass fast die Hälfte der Jugendlichen eben keine elterliche Sexualaufklärung erhält (BZgA 2001) – wobei man sicher trefflich über die Notwendigkeit und die Qualität von Elternaufklärung heute streiten kann. Der Sexualkundeunterricht in der Schule ist quantitativ und qualitativ besser geworden und das wird von den Jugendlichen gewürdigt. Auffällig ist auch die häufigere Einbeziehung des Themas »Sexuelle Gewalt, sexueller Missbrauch. Es gibt eine Vielzahl von Aufklärungsmedien, die auch von den Jugendlichen genutzt werden, wie die Evaluationsstudien der Bundeszentrale für gesundheitliche Aufklärung nachweisen.

Unbestritten wirkt die Ambivalenz von *Aufklärung und verzerrten Bildern durch mediale Darstellung von Sexualität.* Der mediale Zugriff zu sexuellen Sachverhalten, Verarbeitungen, Verzerrungen ist für Jugendliche niemals so leicht gewesen wie heute. Gedruckte Darstellungen von Sexualität sind ungehindert erreichbar von jedem Jungen und Mädchen, inklusive Pornografie aller Art – und für deren viele Spielarten muss man im World wide Web noch nicht mal mehr bezahlen. Talkshows und Seifenopern zu kritisieren ist mittlerweile schon wohlfeil, können sich jedoch nur deshalb so weit verbreiten, weil sie auf Interesse stoßen.

Das heißt aber noch nicht, dass Katastrophen drohen oder schon längst eingetreten sind. Kinder und Jugendliche haben, aufgewachsen inmitten von Bilderflut und totaler sexueller Information, andere Verarbeitungsmodi als die Älteren. Wer sagt, dass Jugendliche statt des Erleidens einer Reizüberflutung sich ihr gegenüber nicht eher abschotten? Warum müssen wir als Folge normaler Sättigung unbedingt Abstumpfung vermuten? Warum unterstellen wir nicht, dass, gerade auch im Hinblick auf sexuelles Verhalten, den Jugendlichen die Unterscheidung zwischen Realem und Fiktion auch gelingen kann?

7.5.4 Zum Pornografiekonsum Jugendlicher

Die meisten 16-jährigen Jugendlichen sind keine Dauerkonsumenten von Pornografie aller Art. In der Regel werden die Filme in einer Art »Initiationsritus« vor allem in männlichen Cliquen rezipiert.

16-jährige Jugendliche haben Interesse an der Kenntnis des Pornofilmangebots. Sie wollen wissen, um was es geht und was es »bringt«. Sie verschaffen sich diese Kenntnis gegen jede Behinderung.

16-jährige Jugendliche haben in aller Regel ein kritisches Verhältnis zur gezeigten Sexualität. Nahezu alle Äußerungen Jugendlicher zu rezipierter Pornografie zeigen »analytisches Bewusstsein«. Eine Verwechselung zwischen vorgeführter Fiktion und fantasierter, erfahrener oder vermuteter realer sexueller Interaktion kann aus der Peer-Kommunikation und der Kommunikation zwischen Pädagog/innen und Jugendlichen (fast) nicht berichtet werden.

Ein wahrscheinlich recht großer Anteil der Jugendlichen beschränkt sich auf die Kenntnisnahme medial gezeigter Sexualität und zeigt danach wenig bis kein Interesse an weiteren Angeboten.

Jugendlicher Pornografiekonsum hat oft auch den Aspekt, sich durch ihn oppositionell zum Konsumverbot zu verhalten.

Eine Untersuchung des Sexualwissenschaftlers Kurt Starke in den östlichen Bundesländern ergab zudem eine liberale Grundhaltung zum Pornografiekonsum:

> »Wir stellten eine überwiegende Toleranz der Jugendlichen gegenüber Pornografie fest ... dessen Nutzung oder Nichtnutzung dem Einzelnen freisteht und ihm allein überlassen sein sollte.« (Starke in Urban 1994, S. 31)

7.5.5 Manches liegt eindeutig im Argen

Sexueller Missbrauch als Übergriffe von Erwachsenen auf Kinder und Jugendliche ist zur Genüge bekannt und längst nicht ausgeräumt. Sexualpädagogik hat inzwischen zwei Seiten zu beachten: Zum einen alles an Präventionsarbeit zu tun, was diese oft grausamen Eingriffe in die sexuelle Selbstbestimmung verhindert und andererseits dafür zu sorgen, dass die Angst vor Missbrauch nicht alle liebevollen und zärtlichen (auch Körper-)Kontakte zwischen Erwachsenen und Kindern/Jugendlichen verhindern.

Unfreiwillige Sexualkontakte unter Jugendlichen sind in einem Ausmaß verbreitet, das intensive Prävention erforderlich macht: In einer von der BZgA dokumentierten und der Deutschen Forschungsgemeinschaft geförderten Untersuchung (Krahé, 1999) berichteten 25% der Frauen über unfreiwillige sexuelle Kontakte, die sich strafrechtlich definierten Tatbeständen des Verstoßes gegen das Recht auf sexuelle Selbstbestimmung zuordnen lassen. Nimmt man gezielte Täuschung und verbalen Druck als Erscheinungsform sexueller Aggression hinzu, so steigt die Prävalenzrate bei den weiblichen Befragten auf beinahe 50% (Krahé 1999, S. 114).

Als Ursachen für diese unfreiwilligen Sexualkontakte kommen negative Kindheitserfahrungen (Missbrauchserfahrungen und Vermittlung von Minderwertigkeitsgefühlen an Mädchen und Jungen) und uneindeutige Kommunikation sexueller Absichten infrage. 51,8% der weiblichen und 44,5% der männlichen Jugendlichen sagen öfter nein und meinen ja und 20% der Jungen hatten umgekehrt bei Mädchen öfter das Gefühl, dass sie ja sagen aber eigentlich nein meinen. Diese kommunikative Verschleierung sexueller Absichten ist immer mit einer höheren Wahrscheinlichkeit sexueller Aggression verbunden (vgl. Krahé 1999, S. 108ff.). Die Autorinnen der repräsentativen Untersuchung an 304 weiblichen und 256 männlichen Jugendlichen aus Berlin schreiben abschließend:

»*Aus den gefundenen Prävalenzdaten kann die durch weiterführende Untersuchungen zu stützende Schlussfolgerung abgeleitet werden, dass der Einsatz von Druck und Gewalt zur Erzwingung sexueller Kontakte auch in Deutschland bei Jugendlichen und jungen Erwachsenen in beträchtlichem Ausmaß verbreitet ist. Deshalb ist eine intensivere Beschäftigung mit der Problematik sowohl im Hinblick auf die Identifizierung von Risikovariablen als auch im Sinne der Entwicklung von Präventionsmaßnahmen unverzichtbar.*« (ebd., S. 117)

7.6 Anregung zur Selbstreflexion

Es hilft, sich als pädagogisch Tätige oder Tätiger an die eigene Jugend zu erinnern, an die Wirrnisse der sexuellen Identitätsfindung. Vieles an inneren Irritationen wird erst dann bei den Jugendlichen entdeckt und ist nämlich gleich geblieben.

Ich stimme Reiner Neutzling zu, der gerne behauptet, dass sich die Entwicklungsaufgaben der Pubertät im Kern kaum verändert haben – und es sich immer noch lohnt, die eigene Pubertät zu erinnern, um zu erahnen, wie es den Jugendlichen heute mit der Liebe und dem Sex ergeht und was sie brauchen. Meist kommt bei einem solchen Rückblick heraus,

– »*dass die Scham und die Angst, etwas falsch zu machen und nicht ganz normal zu sein, damals unheimlich groß waren,*
– *dass es viele Verbote gab (früher mehr von Seiten der Erwachsenen, heute von Seiten der Clique),*

- *dass man selber fürchterlich ängstlich war, man gemessen an den hochfliegenden Träumen verdammt viel Ernüchterung erlebt hat, die ersten Küsse und Berührungen schrecklich unbeholfen waren,*
- *und das erste Mal nicht so besonders war, aber irgendwie irre wichtig,*
- *und dass man so vieles nicht gewusst hat, man vor allem anderen in diesen Dingen unsicher war,*
- *dass man unheimlich viel gelogen und getäuscht hat, aus Not, Ratlosigkeit und auch Berechnung,*
- *dass man von der ewigen Treue geträumt hat und dann alles ganz anders gekommen ist,*
- *dass man sich nach öffentlichen Normen gestreckt hat, ihnen aber so gut wie nie genügen konnte und glaubte, die anderen kriegen das schon viel besser hin,*
- *dass das Geld immer knapp war und trotzdem wahnsinnige Dinge geschehen konnten, die endlich die Welt aus den Angeln hoben.*

(...) Wer in der Erinnerung an sich selbst ungefähr zu dieser Beschreibung der Pubertät kommt, der bzw. die weiß ziemlich genau über die Jugendlichen von heute Bescheid.

Und gehen Sie nicht zu den Jugendlichen und behaupten nassforsch, Sexualität sei etwas, wofür man sich nicht zu schämen braucht! Es ist gelogen. Ob begründet oder nicht: Die meisten von uns schämen sich gerade in der Sexualität immer wieder zu Tode: Kondome stinken nach Gummi, Sperma klebt, Menstruationsblut ist Blut, zu kleine oder große Brüste können unglücklich machen, genauso wie ein zu kleiner oder zu großer Penis, eine unerwiderte Liebe ist ein Desaster – dazustehen, etwas zu wollen und nicht zu kriegen ist das Schlimmste,

- *zu früh zu kommen, gar nicht zu kommen, alles zu versauen, ungeschickt sein, verlassen werden, einsam sein, sehnsüchtig und schüchtern sein, keinen Freund, keine Freundin zu haben,*
- *auf dem Gynäkologenstuhl die Beine breit zu machen oder vor dem Urologen die Unterhose runterzulassen. All das ist schrecklich oder superpeinlich und sollte um Gottes Willen nicht schöngeredet werden.*

Auch das ist gleich geblieben.« (Neutzling 2000, S. 28)

8. Ethik, Moral und Sexualpädagogik im interkulturellen Kontext

8.1 Prozesse der moralischen Pluralisierung im Einwanderungsland Deutschland

Seit einigen Jahrzehnten verflüssigen sich in den meisten westlichen Gesellschaften mit rasanter sozial-ökonomischer Entwicklung allgemein verbindliche traditionelle Orientierungsmuster und feste Rollenvorschriften (auch) im Bereich der sexuellen Lebensweisen. Dieser Prozess vollzieht sich in einzelnen Regionen und Bevölkerungsgruppen sowie Themenbereichen sehr unterschiedlich, oft zeitlich versetzt, manchmal gegenläufig, für verschiedene Personen mehr oder weniger konflikthaft.

Der christlich-bürgerliche Moralkodex gibt jenen Personen, welche im westlichen Teil Deutschlands der 60er-Jahre die »sexuelle Revolution« mitgemacht haben, keine brauchbare Hilfestellung mehr angesichts gewachsener Selbstbestimmungsbedürfnisse und angesichts der veränderten Produktions- und Konsumbedingungen in unserer Gesellschaft. Jugendliches Sexualverhalten ist seitdem viel früher privatisiert, als einige Generationen zuvor. Es orientiert sich weniger an Geboten und Verboten als eher an gefühlsgesteuerten, mehr oder weniger selbst bestimmten subjektiven Reaktionen auf spezifische Lebenslagen und Alltagswelten.

Das ist tendenziell richtig, für verschiedene Teilgruppen jedoch unterschiedlich weit vorangeschritten. Manche kirchlich gebundene Jugendliche orientieren sich immer noch an den traditionellen Geboten und Verboten, einige wenige versuchen, bis zum Eingehen einer festen Bindung abstinent zu leben und ganz viele leben die neuen Konventionen, welche ihre Freundschaftsgruppe und die Medienwelt als »gerade in« vorgeben. Hinzu kommt die Tatsache, dass Deutschland ein Einwanderungsland ist und viele dieser hinzu gekommenen ethnischen Gruppen andere religiöse Hintergründe und in ihrem Heimatland gewachsene Wert- und Normsysteme mitgebracht haben. Zudem haben die wenigsten an dem gesellschaftlichen Liberalisierungsprozess der 60er-Jahre teilgenommen, der damals vielen westdeutschen Jugendlichen die Chance gegeben hat, sich zusammen mit anderen und ganz bewusst von tradierten Konventionen abzusetzen und einen eigenen Weg zu suchen.

8.2 Sozialisationserfahrungen von Migrantinnen und Migranten und ihre Auswirkungen auf die Sexualmoral und das Sexualverhalten

Die meisten türkischen Jugendlichen z.B. sehen sich Handlungsanforderungen gegenüber, welche in krassem Widerspruch zu Anforderungen aus dem Elternhaus stehen.

»Die Eltern haben Angst, ihre Kinder zu verlieren und im Alter allein zu bleiben. Autoritäre Erziehungsstile scheinen diesem Verlust vorzubeugen und die Entwicklung individueller Interessen der Jugendlichen zu verhindern, die von den Eltern mit Egoismus gleichgesetzt werden. Dieser Erziehungsstil geht jedoch von Autoritätsverhältnissen der Herkunftsgesellschaft aus, die im Migrationsaufnahmeland regelrecht auf den Kopf gestellt werden.« (Salman 1992, S. 10)

Manche Kinder von Migrantinnen und Migranten sind den Vorstellungen und Bewertungen von Sexualität und Zusammenleben ihrer Herkunftsfamilie und Herkunftskultur treu geblieben. Einige leben sogar besonders konsequent in Abgrenzung zur Dominanzkultur ihrer Umgebung die religiösen Konventionen, die im Heimatland – zumindest in bestimmten Regionen – nicht mehr so strikt gelten. Andere haben in einem längeren Prozess der innerfamiliären Aushandlung Werte und Normen der deutschen Hauptkultur angenommen und in ihr Leben integriert. Das ist ganz deutlich in der Enkelgeneration der ersten nach Deutschland eingewanderten Familien. Mit diesen Kindern ist vor allem die aktuelle Sexualpädagogik konfrontiert. Viele dieser Jugendlichen gehen einen Mittelweg zwischen den tradierten Auffassungen ihrer Familie und dem postmodernen Selbstverwirklichungskonzept, das viele ihrer Freunde und Freundinnen leben. Je nach Binnenkultur und Gesprächsbereitschaft der Familie gelingt das durch patchworkartige Identitätsmuster mehr oder weniger gut, manchmal kommt es aber zu heftigen Auseinandersetzungen und Identitätskrisen, bei denen alle Beteiligten pädagogische und beraterische Begleitung brauchen.

Über Sexualbeziehungen von *männlichen Jugendlichen mit türkischem Migrationshintergrund* wissen wir aus empirischen Untersuchungen (Salisch 1990, S. 14ff., bzw. Salman 1992, Heidarpur-Ghazwini 1990) z.B. folgendes:

- Die Stadien sexueller Intimität werden etwa in der gleichen Reihenfolge durchlaufen und die türkischen Jungen beginnen in etwa dem gleichen Alter Koituserfahrungen zu sammeln, wie die deutschen.
- In sexuellen Beziehungen liegen den türkischen Jungen, die noch keine Koituserfahrungen gemacht haben, bzw. keine Freundin hatten, personale Werte wie Verstehen, Vertrauen, Zärtlichkeit, Rücksichtnahme, Liebe und Verliebtheit weniger am Herzen als deutschen Jungen.
- Türkische Jungen, die eine deutsche Freundin hatten, haben etwa genau so viel Wissen über Sexualität und Erfahrungen wie deutsche Altersgenossen.
- Türkische Jungen, die (noch) keine deutsche Freundin hatten, neigen prinzipiell eher zu traditionellen Werten und Einstellungsmustern.
- Über sexuelle Beziehungen würden etwa 80% der türkischen Jungen »nie« oder »selten« sprechen (deutsche etwa nur 30%).
- Türkische Jungen geben viel häufiger als deutsche an, wechselnde Sexualpartnerinnen zu haben.
- In Deutschland aufgewachsene männliche Jugendliche mit türkischem Migrationshintergrund orientieren sich eher an der Umgangsweise westeuropäischer Jugendlicher. Die in der Türkei aufgewachsenen teilen eher die traditionellen Muster.
- Türkische Jungen wählen selten Familienmitglieder, um über intime Angelegenheiten zu sprechen. Und doch spielen Eltern eine wichtige emotionale Rolle für die Jungen.

Generell haben Jungen und Männer in der Migration Schwierigkeiten, ihre körperlichen und seelischen Bedürfnisse in Einklang zu bringen. Sie haben z.B. Angst, dass die Eltern entdecken, dass sie eine tiefe Liebesbeziehung eingegangen sind. Natürlich wird die Gestaltung solcher Beziehungen dadurch extrem erschwert. Reden über Probleme ist kaum möglich.

Weniger Probleme entstehen bei spontanen sexuellen Begegnungen. Diese könne vor den Eltern verborgen bleiben und stehen damit viel stärker im Einklang mit den elterlichen Forderungen bzw. den Werten und Normen der Herkunftsgesellschaft.

Die meisten männlichen Jugendlichen stehen eigenen vorehelichen Sexualerfahrungen positiv gegenüber, während es ihnen schwer fiele, zu akzeptieren, dass die zukünftige Ehefrau keine Jungfrau mehr ist. Viele Jungen unterscheiden deutlich zwischen Partnerinnen mit türkischem und europäischem Familienhintergrund. Sexuelle Erfahrungen machen sie mit europäischen Mädchen, für die Ehe wünschen sie sich Frauen mit türkischem Familienhintergrund.

Insgesamt haben sich viele Jugendliche – das gilt auch für Mädchen – von der Türkei als Heimatland gelöst, haben aber Ängste, sich auch von den traditionellen Normen und Einstellungsmustern zu lösen.

Mädchen mit türkischem Hintergrund in Deutschland ist heute möglich, was früher ihren Müttern verboten war. Theoretisch haben sie die Möglichkeit zur sexuellen Selbstbestimmung, praktisch jedoch immense Probleme. Sie müssen in der Angst leben, ihren Ruf zu verlieren und unterliegen stark der Kontrolle durch die Familie. Bis zur Pubertät dürfen sie mit Jungen gemeinsam auftreten, weil die Eltern annehmen, dass Kinder bis dahin noch keine Sexualität haben. Danach werden vor allem die Mädchen auf Trennung hin sozialisiert, Kontakte zu Jungen werden eher unterbunden.

Solches Hintergrundwissen über das Sexualverhalten und seine Ursachen ist für die sexualpädagogische Arbeit unerlässlich, denn nur so können Pädagoginnen und Pädagogen der Wirklichkeit von Jugendlichen mit Migrationshintergrund mit Respekt begegnen und diese Wirklichkeit zum Ausgangspunkt ihrer Arbeit – auch der Konfrontation mit neuen Wertmaßstäben – machen.

Die Frage der Weiterentwicklung der eigenen Kultur und Moral durch Anpassung an eine veränderte Umgebung, durch Integration von zunächst fremden Kulturmustern in das eigene Denken und Fühlen, die Gelassenheit oder die Verzweiflung beim Ertragen von Widersprüchen – das alles ist auch eine Frage des materiellen, sozialen und kulturellen Kapitals einer Familie und ihrer Mitglieder.

Viele Menschen mit Migrationshintergrund sind auf Grund geringerer Bildung, vorhandener Sprachprobleme oder sozialen Ausgrenzungserfahrungen mit vergleichsweise großen materiellen und sozialen Problemen konfrontiert, die keinen gelassenen Umgang mit kulturellen Konflikten zulassen. Hinzu kommen die Kinder jener Familien, die auf Grund aktueller Krisen aus ihren Heimatländern flüchten und bereits in diesen Herkunftsländern Gewalt, Verfolgung oder Krieg erfahren haben und nun in ihrer neuen Heimat durch ihr Anders-sein in einem oder in mehreren Bereichen zu Angehörigen einer Minderheit werden. Ein Großteil der Probleme, die diese Menschen beim Management von Wertekonflikten und sexuellen Lebensweisen haben und auch jene, die sie machen, sind stark von der unzureichenden materiellen und sozialen Lage verursacht und müssen auch in diesem Bereich bearbeitet werden.

Das gilt grundsätzlich auch für die einheimische Bevölkerung. Und die mitgebrachten Unterschiede ethnischer Minderheiten sagen erst einmal noch nichts darüber aus, was ein Mensch mit den Angehörigen der Mehrheitskultur gemeinsam hat – das ist in der Regel der größere Bereich. Kleine Unterschiede können aber weitreichende Folgen für ihr Leben und ihre Identität haben. Bei fehlender deutscher Staatsangehörigkeit darf nicht politisch gewählt werden. In den ersten Jahren dürfen ausländische Mitbürger und Mitbürgerinnen nicht arbeiten, sind also auf Sozialhilfe angewiesen.

Auch die Gruppe der jugendlichen Aussiedlerinnen und Aussiedler ist trotz deutscher Staatsangehörigkeit in vieler Hinsicht benachteiligt. Ihr oft niedriger Bildungsstand führt grundsätzlich zu geringer wertigen Arbeitsplätzen, die wiederum schlechte Wohnverhältnisse und schlechte Zukunftsaussichten zur Folge haben. Rechtliche, ökonomische und soziale Benachteiligungen bedingen sich dabei gegenseitig.

In solchen Situationen sind Menschen meistens bestrebt, wenigstens durch ihre tradierten kulturellen Muster – und dazu gehören auch Sexualität und Lebensweisen – Selbstwert zu erfahren und grenzen das Eigene besonders stark vom anderen ab. Durch die Überbetonung der positiven Eigenschaften der eigenen Gruppe und der negativen Eigenschaften der Fremdgruppe erhalten Stereotype eine wertende und damit verbunden eine emotionale Komponente. Das eigene Kollektiv wird als besser und überlegen, die andere Gruppe als schlechter und minderwertig beschrieben und gefühlt. Die Abgrenzung von »den Anderen« sichert die eigene Identität und lässt die Relativität des eigenen Standpunkts dahinter verblassen.

8.3 Sexuelle Selbstbestimmung als Grundlage einer (auch) kultursensiblen Sexualpädagogik

Für die sich seit den 60er-Jahren als emanzipativ verstehende Sexualpädagogik hat diese Situation konzeptionelle Konsequenzen. Der Grundkonsens über Inhalte und die Art ihrer Vermittlung stammt nämlich aus einer Zeit, als die heutige Zielgruppe der ethnischen Teilgruppen noch keine relevante Größe darstellte. Heute müssen sich sexualpädagogisch Tätige damit auseinandersetzen, dass sie mit unterschiedlichen Moralen konfrontiert werden, die sie nicht einfach auf einem Spektrum von traditionell bis modern einordnen können, von denen manche durch vielerlei sozio-ökonomische Ungleichheiten bedingt sind, durch realitätsverzerrende Selbst- und Fremdbilder entstehen, andere aber auf Grund kulturspezifischer Regeln oder religiös bedingter Werte in der Erziehung vermittelt werden und nebeneinander Geltung beanspruchen.

In einer Broschüre der Landesstelle Jugendschutz Niedersachsen über interkulturelle Sexualpädagogik sind viele hilfreiche Fragen zusammengestellt worden, welche die Lokalisierung kultureller Unterschiede ermöglichen, um dadurch Situationen zu analysieren und Beziehungen zu klären:

»... *Wird die Ungleichheit zwischen Menschen befürwortet oder abgelehnt? Werden Hierarchie, Respekt vor Autoritäten, Status-symbole und Privilegien, Regeln und Gehorsam betont – oder individuelle Freiheit, Selbstbestimmung, Eigeninitiative, Demokra-*

tie? Werden Konflikte eher verschwiegen, durch Anweisungen, Gewalt oder durch Diskussionen gelöst?

... Wie begegnet man Fremdem, Abweichendem, Neuem und wie (eigenen) Traditionen? Wie weit werden Regelverletzungen toleriert, wie wird bestraft? Welche Gefährdungen werden für Kinder und Jugendliche befürchtet und wie sieht deren Prävention aus? Wie ist das Verständnis von Krankheit, Gesundheit, Heilung?

... Welchen Stellenwert haben Gruppenzugehörigkeit und -zusammenhalt und welchen Privatsphäre Selbstverwirklichung, eigene Meinung? Ist die Familie wichtiger oder das Individuum? Werden z.B. die Kinder von ihren Eltern verheiratet?

... Wie sind die Rollen und die Beziehungen der Geschlechter ausgestaltet? Wie sieht ihre Aufgaben- und Arbeitsverteilung aus? Was lernen Jungen und was Mädchen? Wird eher ihre Gleichberechtigung oder eher eine klare Abgrenzung der Geschlechter-Rollen mit den traditionellen ›Eigenschaften‹ und ›Vorrechten‹ betont und erwartet? Gelten Leistung, beruflicher Erfolg, Ehrgeiz, Kampf, Aggression, Härte und Dominanz als männlich – Bescheidenheit, Demut, Schwäche, Sensibilität, Intuition, Erziehung und Pflege als weiblich?

... Wie viel und welche Sexualität ist wem, wo und wann erlaubt? Wie ist der Umgang mit Verhütung, mit Schwangerschaftsabbruch? Was bedeutet es, ein Kind zu bekommen? Welche Bedeutung wird dem Jungfernhäutchen zugeschrieben? Wie und worüber wird man aufgeklärt?« (LJS Niedersachsen 19, S. 15)

Viele der möglichen Antworten weisen auf dahinter liegende unterschiedliche Werte, Tugenden und Normen sowie ihre Verinnerlichung in Form von Einstellungen hin und sind sowohl innerhalb einzelner Gruppierungen der einheimischen Kultur als auch zwischen verschiedenen Kulturen feststellbar. Bis zu einem gewissen Grad sind solche Differenzen und die damit verbundenen Konflikte in einer pluralistischen Gesellschaft selbstverständlich. Einige Positionen können jedoch in Widerspruch zu den Zielen von Sexualerziehung geraten, die auf Menschenrechten fußen und in allen demokratischen Staaten zu den Grundrechten zählen.

So z.B. Erziehungsstile, die Aufklärung ablehnen, Informationen und Orientierungshilfen verweigern und somit wirksame Prävention von sexuellen Übergriffen, Aids und anderen körperlichen Gefährdungen sowie ungewollte Schwangerschaft verhindern.

Benachteiligung von Mädchen und Frauen widerspricht der Gleichberechtigung der Geschlechter und ein autoritärer, Gewalt befürwortender Kommunikationsstil hemmt die Entwicklung der Kinder und Jugendlichen in ihrer wachsenden Selbstbestimmung und Konfliktfähigkeit.

Eigene Selbstverwirklichung und die Achtung der Selbstverwirklichung anderer sind wichtige Elemente der Menschenrechte und jeder demokratischen Verfassung. Sexualerziehung, die auf diesem Boden arbeitet, gerät somit unausweichlich in Konflikt mit den Moralsystemen fundamentalistischer Gemeinschaften, die ihre eigenen Regeln über die Gesetze des demokratischen Staates stellen.

8.4 Umgang mit kulturellen Differenzen

In der Debatte um interkulturelle Politik und Pädagogik spielen zwei Grundpositionen eine Rolle: Die eine – der so genannte Universalismus – geht davon aus, dass das Selbstbestimmungsrecht eines jeden einzelnen Menschen auch (eher: gerade) zu den Menschenrechten gehöre und die gelten unabhängig von ihrem kulturellen Entstehenskontext für jeden Menschen.

Die andere Position – der so genannte Kulturrelativismus – betont, dass grundsätzlich alle Werte und Tugenden einer kulturellen Begrenzung unterliegen, also auch die Menschenrechte und das ihnen inhärente Selbstbestimmungsrecht eine westliche Frucht der Aufklärung sei, die nicht einfach anderen kulturellen Kontexten übergestülpt werden könnten.

Ich stimme Annedore Prengels Position in »Pädagogik der Vielfalt« (Opladen 1995) zu, die davon ausgeht, dass die Kontroverse Universalismus versus Relativismus deshalb entsteht, weil aus jeder der beiden Sichtweisen kulturelle Realität nur ausschnitthaft wahrgenommen wird. Europäische Kritiker des Kulturrelativismus zögen zum Beweis der Richtigkeit ihrer Position die Unmenschlichkeiten anderer Kulturen und die fortschrittliche Humanität ihres eigenen Denkens heran.

Verfechter des Kulturrelativismus hingegen betonten die unersetzlichen menschlichen Leistungen der anderen Kulturen und die Zerstörungen, die von der westlichen Zivilisation ausgegangen seien und noch immer ausgingen.

Zur Klärung des Problems sei es erforderlich, zunächst als Realität anzuerkennen, dass Zerstörung, Unmenschlichkeit und Unterdrückung, aber auch Mitmenschlichkeit und Kreativität in wohl den allermeisten Kulturen vorkämen und es unmöglich sei, diese im Sinne einer Bilanz zu quantifizieren. Es sei vielmehr erforderlich, beides, die negativen und die positiven Aspekte der eigenen und der fremden Kultur in ihrer je spezifischen Qualität wahrzunehmen.

In jeder Kultur kämpfen Menschen in Herrschaftsverhältnissen, Feindschaften und existenziellen Interessensgegensätzen gegeneinander an, in jeder Kultur werden Menschen in materieller Not gehalten und es ihnen schwer gemacht, ein gelassenes Kohärenzgefühl auszubilden, mit dem sie Vielfalt integrieren und eine hybride Persönlichkeit ausbilden könnten.

Die Anerkennung eines jeden Menschen mit gleichen Rechten, gleichen Zugängen zur Bildung und gleichen Chancen eines liebevollen Aufwachsens in der Primärgruppe ist auch in Deutschland nicht gewährleistet. Zum Beispiel leben wir in Deutschland in einer vertikal und horizontal sehr gegliederten Gesellschaft mit sozialen Schichten, die jeweils über eigene kulturelle Muster und Moralen verfügen. Die Schule ist jedoch monokulturell eine Mittelschichtsinstitution, zu der vor allem jene Zugang haben, die ihrer Leistungsmoral entsprechen. Jugendliche mit homosexuell dominierten Gefühlen haben weniger Chancen zu einer gesunden Persönlichkeitsentwicklung als jene des heterosexuellen Mainstreams – und diese Liste könnte noch endlos weitergeführt werden ... (vgl. Prengel 1995, S. 89).

Die Arbeiten der marokkanischen Soziologin Fatema Mernissi haben deutlich gemacht, dass auch in der islamischen Welt Interessensgegensätze ähnlicher Art existieren. So ist die Position der Frauen sehr umkämpft und es gibt auch machtvolle Sultaninnen in der Geschichte des Islam (Mernissi 1991).

Es gibt also kaum harmonisch humanistische Kulturen, auch wenn sich Kulturen hinsichtlich des Grads an Ausbeutung, Gewalt, der Umweltschädigung und des Wohlbefindens der Bürger unterscheiden. Das Prinzip der Anerkennung der Verschiedenheit der Kulturen darf nicht gleichgesetzt werden mit moralischer Anerkennung, mit für Gut-und-richtig-halten alles dessen, was geschieht, impliziert also nicht Kritikverbot (Prengel 1995, S. 90).

Der Kulturrelativismus hat insofern Recht, dass auch Universalitätsbehauptungen und Wertvorstellungen aller Art immer kulturspezifisch bestimmt sind, auch, und gerade, wenn diese Bedingungen geleugnet werden. Die Akzeptanz der historischen und kulturellen Geprägtheit und Begrenztheit unserer Werte und Normen heißt jedoch nicht, dass sie nicht legitim wären. Sie haben als so bedingte ihre Berechtigung.

> *»Einen Standort haben bedeutet: Ich bin in eine bestimmte Gesellschaft hineingeboren, habe in dieser Gesellschaft bestimmte Normen und Werte, Selbst- und Fremdbilder erworben und verinnerlicht, und diese prägen meine Einstellungs- und Verhaltensmuster.«* (Nestvogel 1988, S. 48)

Das zu erkennen schließt nicht aus, moralische Bewertungen vorzunehmen, sich so z.B. mit historischer Schuld und Verantwortung auseinanderzusetzen. Auseinandersetzung mit und Trauer über das Leiden ermöglicht auch kulturelle Zugehörigkeit. Anerkennung von Verschiedenheit und Gleichwertigkeit von Kulturen schließt Parteilichkeit in Konflikten zwischen Angehörigen anderer Kulturen nicht aus.

> *»Denn die Akzeptanz der Tatsache, dass die eigene und fremde oder minoritäre Kulturen nicht moralisch ›gut‹ sein müssen, um anerkannt zu werden, dass sie von Machtstrukturen, Interessenkonflikten und Widersprüchen bestimmt sind, erlaubt auch Parteinahme in Konflikten. Akzeptanz als grundsätzlich gleichwertig erfordert nicht Neutralität. Parteinahme aber kann sich ihrer eigenen kulturell bedingten Wurzeln bewusst sein.«* (Prengel 1995, S. 92)

Pädagogik der Vielfalt und interkulturelle Sexualpädagogik meint vielfältige, gerade zum Schweigen gebrachte Stimmen zur Kenntnis zu nehmen, meint gerade nicht hierarchische Verhältnisse durch Anerkennung des Separatismus zu stützen. Anerkennung der Vielfalt führt zur Multikulturalisierung des Wissenskanons und zur Minderheitenforderung in Bildungsinstitutionen, führt gerade nicht zum Bildungsausschluss von innerhalb einer Kultur inferiorisierten Gruppen. Im Konfliktfall zwischen Eltern und Kindern, wenn Eltern auf Kulturtraditionen beharren und Kinder Veränderung anstreben, kann Pädagogik nur auf Seiten der Kinder stehen, indem sie Gewinn- und Verlustseiten der Neuerungen reflektieren lässt und zu verantwortlichen Entscheidungen für das eigene Leben ermutigt.

8.5   Erziehung und Moralität

Was heißt das für eine Moralerziehung, die sich am Prinzip der Selbstverwirklichung unter Berücksichtigung kultureller Besonderheiten orientiert?

Zuvor ein Hinweis auf mögliche Missverständnisse bzw. Grenzen des erzieherisch Machbaren: Sexuelle Selbstverwirklichung ist nur um den Preis ihrer Perversion als Programm definierbar. Dass es trotzdem angepriesene Verhaltensmodelle mit entsprechenden Leistungsnormen gibt, wird von Jugendlichen oft leidvoll erfahren. Dem Körperideal der Jugendzeitschriften nicht genügen zu können, sich aber ständig annähernd so verhalten zu müssen, hat unmoralische Konsequenzen: der Widerspruch zurrt die Zwangsjacke der Konvention noch fester und lässt das Selbstwertgefühl ersticken. Wenn Moralentwicklung dazu beitragen kann, das tatsächlich selbst Ersehnte und Gewollte unter Berücksichtigung der Situation, der Verantwortung für sich und andere und des Eigensinns anderer schrittweise in die Praxis umzusetzen, stärkt die einzelnen Menschen gegen die Ansprüche von außen.

Zum zweiten steht Erziehung in dem grundsätzlichen Widerspruch, die moralische Selbstverantwortung der Jugendlichen herstellen zu wollen. Durch äußere Einwirkung soll gerade die Unabhängigkeit von Außenlenkung erreicht werden. Der Widerspruch ist nicht grundsätzlich aufhebbar, sondern lediglich zu mildern.

Wachsendes Wissen über den eigenen Körper, sexuelle Reaktionen, die eigenen Wünsche und Widersprüchlichkeiten sowie der Zugang zu den Quellen von Informationen, vor allem auch Kommunikation über sexuelle Lebensweisen enthalten die Chance, eigene Wege zu gehen und von pädagogischen Einflüssen unabhängig zu werden.

Was aber kann Erziehung im Bereich von sexueller Identität auch angesichts unterschiedlicher Kulturen erreichen?

8.5.1 Wechselseitige Akzeptanz

Ein Anfang ist gemacht, wenn es den Erwachsenen gelingt, Jugendliche in ihrem Sexualverhalten anzunehmen wie sie sind, mit ihren liebevollen, zärtlichen und auch hässlichen, gewaltsamen Äußerungsformen. Viele Pädagoginnen und Pädagogen scheitern schon daran, weil sie lieber hin-richten als hin-sehen, geschweige denn annehmen. Das gilt auch für Jugendliche aus unterschiedlichen Kulturen, die – selbst noch im Prozess der Identitätsbildung – das Eigene dem Fremden oft unversöhnlich gegenüber stellen. Dass zur aktiven Toleranz eine große Portion Selbst-annahme und Selbstliebe gehört, muss nicht näher begründet werden.

Wenn diese Akzeptanz als Grundhaltung spürbar wird, sind auch Konfrontation und Herausforderung möglich und notwendig.

Ein erster Schritt in die Richtung dieser Akzeptanz kann in Bezug auf einzelne Kulturen darin bestehen, im sexualpädagogischen Tun nach Erklärungen für kulturelle Muster, Theorien, Überzeugungen und Werte zu suchen und sie von einer Kultur in die andere zu übersetzen. Es geht dann darum, verschiedene Wert- und Normsysteme bezüglich Sexualität und Partnerschaft so miteinander ins Verhältnis zu setzen, dass Verständnis entsteht und vielleicht auch ein Interesse an Veränderung der je eigenen Position.

Zunächst müssen kulturell unterschiedliche Positionen miteinander ins Verhältnis gesetzt werden, wenn Wertekommunikation und nicht Werteübertragung dominieren soll. Bei der Wertekommunikation bestehen keine vorgefertigten Positionen, sondern es wird eine mögliche Annäherung bzw. Abgrenzung voneinander gemeinsam erarbeitet. Jugendliche sollten daher als Experten und

Expertinnen ihrer eigenen Herkunfts- bzw. Migrationskultur ange-sprochen werden, um einen einseitigen, etwa eurozentristischen Blick auf das Thema zu vermeiden. Es geht weniger um Kulturbe-urteilung, sondern um Kulturbetrachtung, die auch alle Vor- und Nachteile einer kulturellen Position zur Sprache bringt. Tabus einer anderen Kultur einfach unhinterfragt stehen zu lassen geschieht oft aus einer falsch verstandenen Achtung.

Diese Haltung sollte auch auf der Interaktionsebene versucht werden. Immer geht es um den Schutz der individuellen Grenzen, z.B. von Scham und Intimsphäre, die unabhängig von kultureller Bedingtheit respektiert werden müssen. Bevor über intime Themen geredet wird, ist es nützlich zwei Verabredungen zu treffen:

- Niemand wird zu einer Grenzübertretung überredet oder ge-zwungen. Die einzelnen Angebote sind freiwillig in dem Sinne, dass jede und jeder das Recht hat, bei drohenden Intimverlet-zungen »Stopp« zu sagen.
- Alles, was beredet wird, »bleibt unter uns«, es wird nicht weiter-getragen. Für Kinder und Jugendliche mit muslimischem Hin-tergrund ist das ein vertrautes Gebot.

8.5.2 Mut, sich des eigenen Verstandes und der eigenen Gefühle zu bedienen

Jugendlichen ist zuzutrauen, dass sie selbst spüren und erkennen, was ihnen gut tut, was ihnen wertvoll ist. Das kann in stark gemein-schaftsorientierten Kulturen z.B. größere Familientreue bedeuten als in individualisierten Kulturen.

Im Zentrum steht dabei das Zutrauen zum eigenen Körper als Kraftquelle und Seismograf für gute und ungute Situationen. Hinzu kommt das Zutrauen zur Fähigkeit, die in einer Situation wirksamen, oft widersprüchlichen Kräfte auszubalancieren und dann das zu tun, was man/frau wirklich will. Diese bewusste Entwicklung von Eigen-sinn kann durch die Auseinandersetzung mit den internalisierten O-rientierungen gefördert werden. Bei allem ist zu berücksichtigen, dass diese Fähigkeit zum Eigensinn durch Identifikation und Konfrontation, Rollenübernahme und Rollenkonflikte erst langsam entstehen kann. Sie muss jedoch von Anfang an zugemutet und darf nicht durch die Vermittlung von Tugenden zugeschüttet werden.

Bei der Begleitung von Prozessen der Selbstbestimmung sind die besonderen Ausgangspositionen der Menschen zu berücksichtigen, also ihre kulturellen und biografischen Besonderheiten wie auch die Situation, in der sie sich befinden und die persönliche Stabilität. Oft sind nur kleine Schritte in die gewünschte Richtung möglich, wenn die Konfliktbereitschaft und -fähigkeit der beteiligten Personen nicht überschritten werden soll.

8.5.3 Moralische Qualifizierung des Eigensinns durch Konfrontation

Der Umgang mit Raum und Zeit kann zwischen Angehörigen verschiedener Kulturen sehr differieren: Wie nah darf ich anderen kommen und wo beginnt ihre Privatsphäre? Körperkontakt wie Hände schütteln, Küssen und Händchenhalten sind unterschiedlich kodifiziert. Der Ausdruck von Emotionen, Aggressionen oder von Schwäche ist häufig nur einem Geschlecht zugestanden und wird beim anderen abgelehnt.

Nicht in jeder Kultur kann über alle Themen geredet werden. Familienangelegenheiten dürfen oft nicht immer nach außen dringen. In Korea z.B. wird man gewöhnlich keine persönlichen Dinge ansprechen, wenn man sich nicht näher kennt.

Die Beschränkungen beim Sprechen über Sexualität erschweren sowohl die Beziehungen zwischen den Jugendlichen als auch die Sexualerziehung, die vorwiegend über Sprache passiert.

Auf diesem Wege können durch Verstehen gemeinsame Orientierungen entstehen, die ein befriedigendes Beziehungs- und Sexualleben ermöglichen. Werte und Normen, die für mehrere Menschen Geltung beanspruchen, müssen in diesem Sinne legitimiert sein, wenn sie nicht einfach autoritär gesetzt werden sollen.

Das gilt zur Verständigung und Versicherung in Intimbeziehungen und den Cliquen der gemeinsamen Lebenswelt ebenso wie zwischen einzelnen Lebenswelten und ihren jeweiligen Sexualmoralen.

Jungen und Mädchen beispielsweise sollten mehr voneinander wissen, wie Beziehungen und Sexualität subjektiv erlebt werden, um Missverständnisse und Gewalt zu reduzieren. Heterosexuelle brauchen mehr Einsicht in die Welt von gleichgeschlechtlich liebenden Menschen und umgekehrt, wenn mehr Verständigung möglich sein soll. In diesem Prozess des Aushandelns sind Kränkungen und Verletzungen nicht immer zu vermeiden, denn ständiges umsichtiges Einfühlen und Verstehen kann den Blick auf die eigenen Bedürfnisse und Wünsche verstellen und das Erfahrungmachen, vor allem jede Innovation verhindern.

8.5.4 Behauptung des Eigensinns gegen Zwang, Konvention und Gratifikationen

Das gilt für

- Intimbeziehungen, in denen Ansprüche und Wünsche nicht immer übereinstimmen,
- das Verhalten in Freundschaftscliquen, in denen sich einzelne oft zu Verhaltensweisen verleiten lassen, die sie selbst nicht für richtig halten,
- die Auseinandersetzung mit der Familie, die ihre Normvorstellungen erfüllt wissen will und
- das Verhalten gegenüber stereotypen Vorschriften, die offen oder verschlüsselt durch Medien angeboten werden.

Das gilt auch für Konflikte, die Kinder und Jugendliche aus Migrantenfamilien mit ihren Eltern und Verwandten haben. Pädagoginnen und Pädagogen sollten in diesem Sinne parteilich sein für die Kinder und Jugendlichen, die Veränderung wollen. Das heißt z.B. konkret, Partei zu nehmen für ein junges Mädchen aus einer patriarchalischen Familie, wenn es Hilfe wünscht. Der begleitenden Pädagogin sollte dann klar sein, dass sie das tut, weil es vielleicht ihrer kulturellen Identität als Feministin entspricht und weil sie als Angehörige der Mehrheitskultur Einfluss hat. Solche Gewinnseiten des Helfens bzw. der Helfenden sind immer mit zu bedenken –

auch, wenn die Entscheidung für das Emanzipationsstreben des Mädchens letztlich handlungsleitend wird. Ungebetene Hilfe, stellvertretendes Denken und bevormundende Fürsorge sollten keinen Platz in der Interkulturellen Pädagogik haben.

In anderen Fällen kann Parteilichkeit auch ganz anders aussehen, wenn z.B. Jugendliche selbst eine restriktive Pädagogik fordern, wenn sie etwa wünschen, vom Sexualkundeunterricht fernbleiben zu können und das mit ihrer Kultur begründen. Wir müssen als Pädagoginnen und Pädagogen auch die Generationen- und Geschlechterkämpfe in den islamischen Kulturen zur Kenntnis nehmen. Wir müssen genau untersuchen, welche Bedeutung körperliche und erotische Ausdrucksformen im jeweiligen Kontext haben und die Gestaltung des Sexualkundeunterrichts im Interesse der Jugendlichen, insbesondere auch der Mädchen überdenken. Es gab Urteile, nach denen angeblich die Interessen der Mädchen gestärkt wurden, weil man ihnen gewährte, sich auf die Glaubens- und Gewissensfreiheit des Grundgesetzes zu berufen und somit dem koedukativen Sportunterricht fern zu bleiben. Das hatte aber eine gegenteilige Wirkung: Die Eltern mit fundamentalistischem Verhalten wurden ermutigt, die Mädchen noch mehr an sich zu binden. Erst wenn sie auch andere Lebenswelten, andere Moralen kennen lernen, dann werden sie auch in die Lage versetzt, selbst zu entscheiden, wie sie leben und lieben wollen.

Bei allem ist zu berücksichtigen, dass Jugendliche im Prozess sind, ihre sexuelle Identität zu erwerben und auf diesem Weg durch wechselnde Identifikationen sehr unterschiedliches Verhalten zeigen. Das gilt besonders für Menschen in Kulturkonflikten, die möglicherweise mal die Perspektive der einen und mal der anderen Seite einnehmen. »Mit sich identisch sein« heißt dann und auch später noch, Unterschiedliches auszuprobieren und das auch durch Anpassung an vorgegebene Verhaltensmuster.

8.5.5 Auseinandersetzung mit tradierten Wertvorstellungen

Wir wissen aus der Vorurteilsforschung, dass fremdenfeindliche Einstellungen mit niedrigem Bildungsniveau, fehlenden Informationen und wenig Kontakten zu Familien mit Migrationshintergrund einhergehen. Pädagogisch Tätige brauchen Kenntnisse über den Wandel von Migrationskulturen und deren besonderer sozialer, ökonomischer und rechtlicher Situation. Das ermöglicht erst Lebenshilfe in Schule und Jugendarbeit und erhöht die Akzeptanz der pädagogischen Fachkräfte seitens der Kinder und Jugendlichen sowie ihrer Eltern.

Das Ignorieren der Unterschiede zwischen den Kulturen kann bestehende Ausgrenzungen stützen, kann Scham und andere Grenzen verletzen oder verdiente Anerkennung verweigern. Andererseits ist mit dem Wissen um einzelne Besonderheiten auch die Gefahr der Reduzierung der jeweiligen Menschen und ihrer Kultur verbunden, dass sie nämlich exotisiert, idealisiert oder bemitleidet werden. Viele Pädagoginnen und Pädagogen meinen, Menschen aus anderen Kulturen mit Samthandschuhen anfassen zu müssen, aus Angst, wieder in alte rassistische Muster zu fallen

Kenntnisse über die eigenen kulturellen Hintergründe sollten sowohl für Einheimische wie für Zugezogene und ihre Nachkommen selbstverständlich sein. Das ist auch eine Bedingung für den Abbau von Ethnozentrismus. Kenntnisse über andere Kulturen sind für alle Beteiligten wichtig. Eltern und Kinder von Zugezogenen brauchen Wissen um die Besonderheiten der Sexualkultur in ihrem Gastland. Dazu gehören die Regeln der Kommunikation, die Werteorientierung, vor allem die geltenden Gesetze. Dazu gehört auch das Wissen um allgemeine Prinzipien wie das Recht auf Selbstbestimmung und -verantwortung, Achtung vor dem Leben, die Selbst- und Nächstenliebe, als auch verschiedene Sinnkomponenten von Sexualität, die sich durch Erfahrung und Reflexion in der jüngsten sexualethischen Diskussion herausgebildet haben.

Es geht auch hier nicht nur um Wissen, denn vieles bleibt bloße Behauptung, wenn es nicht auf dem Hintergrund des eigenen Denkens, Fühlens und Verhaltens betrachtet wird. Die eigenen kulturspezifischen Werte sind oft unbewusst, ritualisiert und inkorporiert, »in Fleisch und Blut übergegangen«, wie es umgangssprachlich heißt. Selbstreflexion ist der beste Weg, die eigene Brille zu sehen, durch die man blickt, die eigenen Fähigkeiten und Grenzen aber auch Vorurteile kennen zu lernen. Hilfreich ist immer die Auseinandersetzung mit der eigenen Betroffenheit bei Fremdheitserfahrungen, durch die Angst, Mitleid oder auch Überlegenheitsgefühle ausgelöst werden können. Auseinandersetzung damit bedeutet auch, sich aus der Perspektive anderer kultureller Traditionen das eigene Kulturmuster kritisch anzusehen, sich von differenten Werten und Normen anregen zu lassen oder auch abzugrenzen, das Eigene vielleicht weiter zu entwickeln. Die Angehörigen der Mehrheitskultur brauchen Kultur übergreifendes Wissen, um den individuellen Horizont zu erweitern und die Kommunikation mit Angehörigen anderer Kulturen zu erleichtern.

Pädagoginnen und Pädagogen sollten z.B. wissen, dass Mädchen manchmal keine Tampons benutzen dürfen, die im muslimischen oder auch streng-katholischen Glauben aufgewachsen sind. Es besteht die Angst, dass das Jungfernhäutchen zerstört werden könnte. Es ist wichtig, um die zentrale Bedeutung des Jungfernhäutchens in einigen Kulturen zu wissen, andererseits aber auch, dass weder die Bibel noch der Koran das Benutzen von Tampons verbieten. Das Häutchen kann aber tatsächlich durch Benutzen eines Tampons verletzt werden, so dass einige Mädchen Binden bevorzugen, was ihnen wiederum die Teilnahme am Sportunterricht erschwert. Gut sind dann praktische Hinweise (schwarze, weite Kleidung) und Aufklärung über Vor- und Nachteile von Tampons ebenso wie über die Tatsache, dass das Jungfernhäutchen auch vor dem ersten Geschlechtsverkehr etwa durch Anstrengung, bei der Selbstbefriedigung oder bei ärztlichen Eingriffen zerreißen kann. Ein fehlendes Jungfernhäutchen muss also nicht ein Beweis für sexuelle Aktivität sein.

Bei der Arbeit mit Menschen, die in ihrer Heimat Gewalt, Krieg, Vergewaltigung erlebt haben, kann die Beschäftigung mit biografischen Themen emotionale Probleme hervorrufen. Zurückhaltung oder Weigerung sind zu akzeptieren. Sie können auch etwas lernen, wenn sie dabei sind und zuhören, während andere über sich berichten.

Wenn mit Medien gearbeitet wird, sollten auch diese Angebote der kulturellen Vielfalt gerecht werden. Das fängt bei eingesetzten Namen der Akteure und Akteurinnen an, die aus verschiedenen Nationen stammen können, bezieht sich auf die Sprache von Aufklärungsmaterialien und auf die Berücksichtigung kulturspezifischer Perspektiven und interkultureller Konflikte. Im Islam sind

Aufnahmen von Personen streng genommen nicht erwünscht, so dass es vorkommen kann, dass sich Jugendliche weigern, sich z.B. für ein Rollenspiel filmen zu lassen. Oft hilft die Zusicherung, dass die Aufnahmen nicht veröffentlicht werden.

8.5.6 Konkretisierung allgemeiner Prinzipien in Situationen des Lebensalltags

Moralische Prinzipien und allgemeine Werte bleiben abstrakt und drohen zu verdinglichen, wenn sie nicht in gegebenen Verhältnissen und Lebenslagen konkretisiert werden. Moral muss sich für einen Menschen im spezifischen Alltag als sinnvoll, lebenspraktisch und Leben spendend erweisen. Dabei können Werte miteinander in Konflikt geraten und einzelne Tugenden ganz unterschiedliche Konsequenzen haben:

Treue heißt für das 15-jährige Mädchen vielleicht für die Zeit einer meist begrenzten Freundschaft »nur mit einem Jungen gehen« und sich ganz auf ihn zu konzentrieren. Für eine 40-jährige Frau ist nach langjähriger Aufopferung für den Mann und die Kinder das »Sich-selbst-treu-sein« an der Reihe. Für den 18-jährigen überwiegend schwul lebenden Jungen bedeutet Treue vielleicht, eine langfristige Partnerbindung zu versuchen und die abwertenden Reaktionen der Öffentlichkeit auf sich zu nehmen oder sich ganz bewusst gegen normative Ansprüche heterosexueller Moral zu wenden, die ihm als Voraussetzung für gesellschaftliche Anerkennung abverlangt wird. Für ein Mädchen mit muslimischem Hintergrund kann Treue zur Familie noch eine ganze Zeit lang wichtiger sein als das Leben der eigenen Liebessehnsüchte.

Immer geht es um die Suche nach der Balance zwischen verschiedenen meist nicht miteinander zu versöhnenden Ambivalenzen: Bei-sich-sein und Miteinander-sein, Lust erleben und Heimat haben, ganzheitlich zu lieben und Vereinseitigungen zuzulassen, die in je konkreten Lebenslagen zu ganz unterschiedlichen Akzentsetzungen führen kann. Sexualität ist »Einheit des Widersprüchlichen« und moralisches Bewusstsein bedeutet, mit diesen Spannungen bewusst und verantwortlich umzugehen.

Moralisches Bewusstsein entwickelt sich in der Dialektik von Erfahrung und Selbstreflexion. Menschen machen Erfahrungen, die zu bestimmten Gefühlen und Urteilen sowie neuen Fragen führen. Vielleicht finden Jugendliche Antworten durch Gleichaltrige, durch Literatur, das Internet oder auch akzeptierte Erwachsene. Die neuen Antworten beeinflussen die eigene Position, die wiederum zu neuen Erfahrungen reizt. Nicht alles, aber vieles muss selbst erfahren werden, bevor die daraus gewonnenen Einsichten handlungsleitend werden. Die Bedeutung von Verlässlichkeit z.B. bleibt nur äußerlich, wenn die Erfahrung von Verlassen-werden nie riskiert wurde. Die Tugend der Leidenschaft bleibt unbedeutend, wenn das Wagnis des Sich-auslieferns vermieden wurde.

Der Weg zur Entwicklung moralischer Kompetenz ist keineswegs gradlinig, sondern führt über manche Umwege, auch in Sackgassen. Irrwege und schmerzliche Erfahrungen sind dabei unabdingbar. Moralische Erziehung kann diesen Prozess freundlich (manchmal auch mit-leidend) begleiten im Vertrauen auf die Eigenerfahrung und Urteilskraft auch von Jugendlichen. Sie kann die zur Schärfung der Urteilskraft erforderlichen Informationen bereitstellen und zur Selbstreflexion und Auseinandersetzung anregen. Das kann z.B. konkret heißen:

- durch Unterstützung Angst zu nehmen, wenn jemand meint, gegen eine allgemeine Norm verstoßen zu haben,
- die produktive Sehnsucht nach ganzheitlicher Liebe zu unterstützen , wenn Abenteuersexualität schal geworden ist,
- die Einfühlung in das jeweils andere Geschlecht zu fördern, wenn Gefühle verletzt werden,
- jenen Mut zu machen, eigene sexuelle Lust zu entdecken, die nichts anderes als den Wunsch nach Befriedigung des Partners bzw. der Partnerin im Kopf haben,
- andere für gefühlvolle Kommunikation zu sensibilisieren, die offenbar nur Lust im Kopf haben,
- Bewusstheit zu stärken, wo die Zeugung eines unerwünschten Kindes nicht genügend beachtet wird und
- den Selbst- und Fremdschutz zu fördern, wenn Gefahr einer Ansteckung mit HIV oder anderen Krankheitsursachen droht.

Bei allem ist Menschennähe wichtiger als ethisch reine Konzepte. Fehler, Irrwege, Sackgassen müssen allen Menschen – erst recht Jugendlichen – zugestanden werden. Das können Pädagoginnen und Pädagogen nur, wenn sie ihre eigene Lebensrealität annehmen, eigene Vereinseitigungen akzeptieren, sich Sackgassen und Irrwege verzeihen können.

8.5.7 Moralerziehung und entwicklungspsychologische Stufen der Moralentwicklung

Die Aneignung und Entwicklung von Werten und Normen ist ein individueller und lebenslanger Vorgang. Wenn sich die Welt um eine Person herum ändert und sie selbst versucht, auf ihre Umwelt einzuwirken, müssen viele Entscheidungen getroffen werden. Sie bekommt viele Konsequenzen zu spüren, neue Bedürfnisse werden geweckt, Vorlieben und Normen ändern sich, langfristig auch Wertepositionen.

Als Kleinkind bestimmt überwiegend die Autorität der Bezugspersonen, was »gut und böse« ist. Meist genügt das Wissen darum, »dass es meine Mama oder mein Papa gesagt hat«, um ein eindeutiges Urteil zu fällen. Wenn das Kind im Laufe der Zeit entdeckt, was Wohlbefinden und Unwohlsein auslöst, neigt es dazu, die eigenen Bedürfnisse als Gradmesser dafür zu nehmen, was richtig oder falsch ist. Durch erstes Einfühlen in andere Menschen, etwa die Mutter oder den Vater, kommt später eine Art Tauschmoral zustande: »Wenn du meine Bedürfnisse befriedigst, tue ich was du willst.«

Im weiteren Verlauf der Entwicklung werden unterschiedliche Bezugspersonen wichtig, denen das Kind gefallen will, indem es sich nach ihnen richtet. Neben den Eltern treten bald die Freunde und Freundinnen. Das »Gefallen-wollen« kann weit bis in das Jugendalter hineinragen: »Ich gehöre zur Clique, wenn ich schon mit wenigstens zwei Mädchen geschlafen habe.«

In der Pubertät geben »Gesetz« und »Ordnung« weitgehend Orientierung. Die Ehe ist immer noch die weitest verbreitete und gesetzlich geschützte Lebensform: »Meine Eltern sind verheiratet, also werde ich auch heiraten.« Erst später merken viele Jugendliche, dass ihr erlerntes Partnerschaftsmuster Risse bekommt. Viele erfahren die Scheidung der Eltern und zweifeln am Sinn der Ehe. Vielleicht setzt sich auch die Erfahrung durch, dass – unabhängig von der konkreten Lebensform – das Bedürfnis nach »Heimat« entscheidend ist. Treue und Verlässlichkeit werden als Werte wichtig, weil sie Vertrauen und Geborgenheit ermöglichen.

Die Orientierung an ethischen Prinzipien erfolgt als selbst gewählte Entscheidung erst relativ spät – nämlich im jungen Erwachsenenalter – und ist dann handlungsleitend und situationsbezogen veränderbar. Auf dieser Stufe ist die Orientierung an Werten und von dem Bewusstsein getragen, dass ethische Orientierungen sich nicht unter allen Umständen verwirklichen lassen und jeder Wert mit seinem Gegenwert ausbalanciert werden sollte. Durch Erfahrung kann im Laufe des Lebens immer deutlicher werden, dass Liebe, Solidarität, Verlässlichkeit, Ganzheitlichkeit, immer nur annähernd erreicht werden können, dass sie andererseits aber als produktive, vorantreibende Utopie ganz wichtig sind.

Für Pädagoginnen und Pädagogen ist wichtig zu wissen, dass diese verschiedenen Stufen der Wertbildung durchlaufen werden müssen; dass es keinen Zweck hat, »das Pferd von hinten aufzuzäumen« und den Jugendlichen ethisch bedeutsame Werte in Tugendsäcken kleingearbeitet vor die Füße zu stellen. Für Jugendliche ist hilfreich, sich der augenblicklichen Position bewusst zu werden, sie zu äußern und in die Auseinandersetzung mit anderen Menschen einzubringen. Vielleicht wird sich auf einer bestimmten Stufe des Wertebewusstseins zunächst nicht viel ändern, weil noch viele Erfahrungen fehlen. Überzeugungsarbeit würde bei aller Anstrengung nur äußerlich bleiben.

Ändern kann sich vielleicht langsam etwas durch die Erkenntnis, dass individuelle Orientierungen früher anders aussahen als heute, dass es Menschen gibt, die anders werten und dass jeder Einzelne sich in andere einfühlen und andere Perspektiven kennen lernen kann. Viele Jugendliche scheuen die Auseinandersetzung mit den Werten und Normen, die ihnen die Eltern mitgegeben haben. Sie tun so, als könnten sie dieses Erbe einfach abschütteln und eigene Orientierungen dagegen setzen. Dabei wird unterschätzt, wie tief sich die übernommenen Werte und Normen »eingenistet« haben. Sie werden später wieder aktuell, und die Auseinandersetzung beginnt zu einem Zeitpunkt, an dem viele Weichen schon gestellt sind. Vielleicht ist bereits eine Familie gegründet, die dann unter den verspäteten Konflikten leidet. Sexualpädagogik kann zur frühzeitigen Auseinandersetzung mit vorgegebenen Orientierungen herausfordern, damit eine autonome und selbst verantwortete Entscheidung zustande kommt.

9. Von der Möglichkeit, sich dem Schatten des Sexuellen auch pädagogisch zu nähern

9.1 Worin besteht das Problem?

Das Problem ist bekannt und wird im Titel mit einem Lösungsansatz, wenigstens mit einer Richtung versehen: Sexualerziehung wird auf die dunkle Seite des Sexuellen angesetzt und steht dabei in Gefahr, ihre Sexualfreundlichkeit einzubüßen oder sie versucht, sich schadlos zu halten und spricht nur die Sprache der Liebe, betont allenfalls noch die lustvollen, Kraft spendenden und Beziehung stiftenden Seiten. Die Hoffnung ist, dass es einen dritten Weg gibt, der den Schatten der Sexualität nicht umgeht, aber auch dort nicht endet, sondern möglichst viele Auswege eröffnet.

Nachdem sich die Sexualpädagogik in den 70er-Jahren endlich von einer langen Tradition der Sexualitätsprävention, also der Bekämpfung all dessen, was nackt ist und Lust macht, emanzipiert hatte und Sexualität auch in kirchlichen Kreisen als »gute Gabe Gottes« behauptet und zur Liebeserziehung werden konnte, wird sie heute wieder als Präventionspädagogik finanziert: zur Verhinderung von Schwangerschaften, Krankheiten, Gewalt und Drogenkonsum. Bis in die 90er-Jahre hinein wurde es noch als Aufgabe des Jugendschutzes angesehen, sich darum zu kümmern, dass Kinder und Jugendliche von schädigenden oder desorientierenden Einflüssen ferngehalten werden und das auch mehr im Sinne des Bewahrens, Abschirmens und nicht im Sinne einer aktiven, stark machenden Auseinandersetzung. (So wollten 1990 noch immer ca. 45% der Eltern, dass die Themen Pornografie und Prostitution nicht in der Schule zur Sprache kommen; vgl. Glück u.a. 1990, S. 34f.).

Da sich der Schatten des Sexuellen aber nicht einfach verleugnen lässt, wurden Feinde ausgemacht, deren fantasierte Vernichtung zumindest die Jugendseelen vor der Konfrontation mit der

Widersprüchlichkeit sexuellen Erlebens bewahren soll. Oft gelten als Feind die Medien, manchmal auch der Zeitgeist oder die fortschreitende Entseelung westlicher Zivilisation. Solche Feindbilder ersparen genaue Ansicht. Augenblicksreiz, Thrill, Schaulust, Aggression und Geilheit, saftige Wortwahl und Genuss von Schnelligkeit sind dann plötzlich nur noch von außen gemacht und als »eigenes Bedürfnis« dem Individuum nicht zugetraut.

Viele Eltern entlasten sich immer noch zu gern von der Auseinandersetzung mit ihren Kindern und geben einen wichtigen Bereich des Sich-kümmerns an Institutionen ab. 1990 waren es noch 35% der Eltern (vgl. Glück u.a. 1990, S. 142f.). Die Schulen möchten häufig ebenso wenig mit den Schattenseiten der Sexualität zu tun haben, sondern konzentrieren sich lieber auf jene Aspekte, die vorzeigbar und förderungswürdig erscheinen. Jugendliche blieben dabei mit ihren realen Erfahrungen sexueller Gewalt alleine und wurden durch sexualpädagogische Konzepte, die ihnen die Lernziele »Zärtlichkeit und Liebesfähigkeit« verordnen noch dazu veranlasst, sie nicht wahrhaben zu dürfen und aus dem Bewusstsein zu verdrängen. Wer sexualpädagogisch arbeitet weiß: Jugendliche reagieren auf den Versuch, gewalttätige Elemente aus dem pädagogischen Diskurs auszublenden, indem sie durch Provokationen gezielt auf sie aufmerksam machen. Deshalb musste ein Weg gefunden werden, der eine produktive Beschäftigung mit den aggressiven Aspekten von Sexualität ermöglicht.

Rückenwind bekam dieses Interesse in den 90er-Jahren durch die Skandalisierung aller möglichen Facetten des Schattens in den Massenmedien, leider jedoch mit unguten Konsequenzen. Das mit Angstlust besetzte Starren auf die Entgleisungen überdeckte die richtige Sensibilisierung gegenüber allem Gewaltsamen, förderte irrationale und moralisierende Angstabwehr mit der konsequenten Fixierung sexualpädagogischer Programme auf das Bedrohliche. Jetzt auf einmal flossen Steuergelder in Programme zur Aids-, Gewalt- und Missbrauchsprävention und manche Geldgeber wachten begierig darüber, dass tatsächlich die Gefahr in den Mittelpunkt der Projekte rückte und nicht etwa die Entfaltung einer Kraft spendenden Sexualität. Die Heftigkeit der gesellschaftlichen Skandalisierung sexueller Gewalt musste unweigerlich auch zu magischen Angstabwehrfolgen führen, zu Moralisierungen und Versuchen, die Sexualität wieder als vornehmlich bedrohlich anzusehen, von allem Aggressiven reinzuwaschen.

9.2   Was meint »Schatten des Sexuellen«?

Licht und Schatten, hell und dunkel, das eine und das andere Gesicht – auch stärker polarisierend – das Gesicht und die Fratze des Sexuellen soll andeuten, dass mit Sexualität viele Aspekte, viel Widersprüchliches und vor allem sozial erwünschte und unerwünschte, vorzeigbare und zu versteckende Ausdrucksformen verbunden werden.

Was nun im Einzelnen auf die Licht- und was auf die Schattenseite gehört, das ist im Laufe der gesellschaftlichen Entwicklung unterschiedlich gewesen. Im Viktorianischen Zeitalter und lange bis ins 20. Jahrhundert hinein gehörte alles dazu, was nicht dem ehelichen Geschlechtsverkehr zum Zwecke der Fortpflanzung diente. Heute wird eher die Gewalt als »gegen den Willen eines anderen Menschen gerichtete Grenzüberschreitung« zum konstituierenden Merkmal des sexuellen Schattens. Doch das sind nur ganz grobe Hilfskonstruktionen, denn je nach Stand und Lebenswelt stellten die Menschen immer schon mehr oder weniger, vor allem andere Menschen, manchmal auch sich selbst in den Schatten, um Ungeliebtes und sozial Unerwünschtes zu verstecken (»im Dunkeln ist gut munkeln«), die Dunkelheit nutzend heimlich zu exekutieren oder mit der Fackel der Inquisition ans Licht zu zerren und öffentlich zu verbrennen.

Nicht immer war böser Wille im Spiel, oft grundlegende Ängste vor allem, was nicht erklärt und beherrscht werden konnte. Nach Foucault (1977) sind alle Kulturen mit drei großen – im Schatten des Sexuellen lauernden – Angstthemen behaftet:

- der Angst vor Verausgabung, der Schwächung von Lebensenergie,
- der Angst vor dem Tod, die immer mit neuem Leben gekoppelt ist (»der kleine Tod«),
- der Angst vor der Gewalt (der Entfesselung unfreiwilliger Kräfte).

Sexualität wurde offenbar schon immer widersprüchlich erfahren: Lustvoll und schmerzhaft, ekstatisch und fade, zärtlich und gewaltsam, kontrolliert und hingebungsvoll, machtvoll und ohnmächtig, fremd und nah, Leben spendend und Tod bringend. Immer schon gehörten sexualisierte Gewalt und aggressive Sexualität ebenso dazu wie Liebe und Zärtlichkeit. Folgerichtig wurde normiert, aber die sexualpädagogischen Antworten sahen je nach Kulturkreis anders aus:

- Die Griechen erzogen mit ihrer Diätik zum maßvollen Genuss,
- die fernöstlichen Kulturen zur »ars erotica«, etwa durch Techniken zur Herauszögerung des Orgasmus, die immer auch Kontrolle erforderte,
- die christliche Sexuallehre katalogisierte die Formen, die Momente und Absichten von Sexualität und setzte auf die Abwehr aller Lüste, die nicht der Fortpflanzung dienten.

Liebeserziehung und Gefahrenabwehrpädagogik haben also eine lange kulturspezifische Geschichte.

9.3 Was gehört heute zum Schatten und wie reagieren Gesellschaft und herrschende Sexualpädagogik?

Angesichts unserer christlich-abendländischen Tradition findet sich im Schatten – je nachdem wer ihn definiert – höchst Unterschiedliches:

- Manchmal noch die Selbstbefriedigung, weil sie doch einsam macht,
- oft die pure Lust, bar jeder sozialen Beziehung,
- für manchen gehört alles dahin, was in der Liebe und Sexualität unangenehm ist,
- für viele aber auch nur noch die Perversionen, neuerdings als Paraphilien betitelt, um anzudeuten, dass auch sie nicht einfach zum abspaltbaren Schatten einer hellen Seite von Sexualität gehören.

Noch immer wird dem Schatten des Sexuellen vieles zum Zweck der Diffamierung zugerechnet: Ist Homosexualität »echt pervers«?

Ist es gar schon »schamlos«, Nacktheit darzustellen? Sind Prostituierte Körper ohne Seelen? Wo hört Kunst auf und fängt Pornografie an?

Licht und Schatten sind keine bipolar identifizierbaren Größen. So einfach ist das mit dem Schatten nicht. Zu leicht wird etwas zum Schatten erklärt, was eher ein Lichtblick ist und wird mit dem eigenen Schatten der Schatten bei anderen bekämpft. Und das ist dann nicht immer nur Schattenboxen, sondern kann bis zur physischen Vernichtung führen.

Dieses Bewusstsein sei hier vorausgesetzt und wir können uns auf einen vermeintlichen Konsensbegriff beschränken, der sich als Verdichtungsformel für alles, was den Schatten des Sexuellen ausmacht herausgeschält hat: Die Gewalt in Beziehungen zwischen Erwachsenen, zwischen Erwachsenen und Kindern, in der Prostitution, der Pornografie, in den Paraphilien bzw. Perversionen. Doch gleich, wenn man genauer hinsieht, schwindet die Konsensformel wieder im Nebel. So trügt manchmal der Schein, wo alles gewaltlos zu sein scheint. Ist die aufgeräumte, konfliktlose Ehe nicht vielleicht auch trost- und gefühllos, mit zeitweiligen Ausbrüchen kalten Hasses auf den Partner oder die Partnerin? Ist der ewig gleiche Akt des Geschlechtsverkehrs nicht möglicherweise eine bedrückende Pflichtveranstaltung, unter der zumindest eine oder einer still leidet? Ist die Erziehung von Mädchen zu Nachgiebigkeit und Sanftmut nicht unduldsam gegenüber der Ausbildung von Fähigkeiten und Lebendigkeiten wie Wildheit, Widerspruchsgeist, Kampf- und Durchsetzungskraft?

Und darüber hinaus: Je nach Lebenswelt, Geschlecht, Weltanschauung und biografischen Erfahrungen, gibt es unterschiedliche Grenzziehungen zwischen Licht und Schatten, gibt es vielfältige Grautöne: Was für Männer noch geil ist, wird von Frauen gewaltsam erlebt. Was für den einen oder die andere als Sicherheit gebende gleichbleibende Zärtlichkeit erlebt wird, ist für andere gemütliches Elend. Was für manche Ausdruck ganzkörperliches Lusterleben heißt, gilt für andere als pervers. Was jemand sexuellen Missbrauch nennt, fällt für jemand anderen noch unter kesse Anmache. Und schon sind wir mitten in einer sehr emotional geführten Auseinandersetzung meist zwischen Männern und Frauen, die sexualpädagogisch nicht unerheblich ist.

9.4   Was wissen wir über Gewalt im Schatten des Sexuellen?

Die eher essenzialistische, nach dem Wesen des Sexuellen fragenden (meist männlichen) Theorien sehen folgendermaßen aus: Freud sah das Sexuelle als Libido und das Aggressive im Todestrieb vertreten. Beide Triebe können sich mischen, entmischen und entsprechende zärtliche und aggressive sexuelle Ausdrucksformen hervorbringen.

Aktuelle Sexualwissenschaftler, die sich einer kritischen Theorie verpflichtet fühlen, so z.B. Schorsch (1989), vor ihm Stoller und noch früher Morgenthaler (siehe bei Schorsch 1989) sehen zärtliche und aggressive Erscheinungsweisen des Sexuellen als Äußerungen ein und derselben Energie, einem »Magma des Lebendigen« des »Triebhaften« oder »Primärprozesshaften«. Aggression ist dann als ungerichtete Lebensenergie das Primärprozesshafte, das durch gesellschaftlich bedingte Sozialisation und Erziehung konstruktiv als heftige und lebendige Sexualität erlebt oder auch als entgleiste sexuelle Gewalt geformt werden kann. Dazwischen gibt es alle Mischungen, die subjektiv ganz unterschiedlich erlebt, bewertet und in Sexualbeziehungen – wenns gut geht – ausgehandelt werden.

Gunter Schmidt vermutet als Ursache für die aggressiven Anteile der Sexualität Angst vor Gefahren, die für jeden und jede mit ihr verbunden sind:

> »*Vor dem Sich-Einlassen und Abhängigkeit; vor Hingabe und Selbstaufgabe; vor Kontrollverlust und Verletzbarkeit; vor dem Sich-Binden und Verlassen-Werden; vor Wünschen, auch brennenden Wünschen, und auch davor, damit allein gelassen zu werden.*« (Schmidt 1989, S.169)

Es ist dann relativ gleich, ob Aggression als die neutrale, konstruktive Energie vom Gewaltbegriff als destruktiv geformte Grundenergie unterschieden oder ob von verschiedenen Aggressions- oder Gewaltäußerungen gesprochen wird. Wesentlich ist in diesem Denken, dass dem Wünschenswerten und dem Destruktiven ein und dieselbe Quelle zugrunde liegt, so dass man bei der Bekämpfung von Gewalt sehr vorsichtig sein muss, um nicht die primärprozesshafte aggressive Lebensenergie gleich mit auszumerzen, so dass jede Leidenschaft verunmöglicht wird und Sexualität weder widerständig noch als Kraftquelle erlebt werden kann. Das dort noch untrennbar Zusammenwirkende wird bei einer nur friedfertigen, leisen, zärtlich definierten Sexualität aufgeteilt: hier Aggressivität, dort Zärtlichkeit, hier Abgrenzung, dort Rücksicht, hier Distanz, dort Nähe, hier Kampf, dort Friedlichkeit. Eine in diesem Sinne friedfertige Sexualerziehung würde also gerade den Schatten produzieren, den sie zu bekämpfen vorgibt. Die gleichen Jugendlichen zeigen sich dann in der Schule von einer sozial erwünschten Seite der »sexual correctness« und leben an anderer, weniger sozial kontrollierter Stelle Gewaltfantasien und Gewalttatsachen aus.

Ziel darf demnach also nicht sein, der Sexualität das Aggressive auszutreiben, sondern eher das Lebendige im Sexuellen, die Kraftquelle zu nutzen, um mit dessen Hilfe jenen Kräften entgegenzuwirken, welche die zunächst ungerichtete Energie mit Hass und Vergeltung auflädt, sie also zur Sexualisierung von destruktiven, kalten, unterdrückenden Beziehungen und Verhältnissen instrumentalisiert.

Die feministische Kritik an dieser Theorie klang zunächst ebenso essenzialistisch: Die Theorie des unauflöslichen Zusammenhangs von Aggression und Sexualität in einer gemeinsamen Lebensenergie sei eine in erster Linie männlich-patriarchale Deutung, die als anthropologische Setzung verkauft werde. Stattdessen könne man sehr wohl Gewalt von Sexualität scheiden, müsse man es sogar, um die Sexualisierung von Erniedrigung und Unterwerfung nicht mehr länger als unverzichtbaren und genuinen Bestandteil von Sexualität hinzunehmen. Die normale männliche Sexualität wurde infrage gestellt, die Figur des Vergewaltigers wurde ihrer Struktur nach auf alle Männer übertragen.

»Als Sexualität, die diesen Namen verdient, erschien – zumindest vorübergehend – die weibliche Sexualität. Begehren, Sinneslust, Nähe, Zärtlichkeit und die Fähigkeit, Beziehungen einzugehen, wurden hier lokalisiert.« (Düring 1996, S. 12)

Die aktuelle Debatte enthält noch Reste dieser Kriminalisierung der männlichen Sexualität. Man kann sie auch als einen wichtigen Zwischenschritt bezeichnen, der dazu führte, die männliche Unterwerfungspraxis nicht mehr durch Sexualität zu veredeln, sondern beides auseinander zu denken. Inzwischen ist auch diese Position im feministischen Diskurs verlassen worden. Der Versuch beispielsweise von Luce Irigaray (1987), die weibliche Sexualität positiv, u.a. durch den Ausschluss von aggressiven Potenzialen zu bestimmen und die Sexualität von Frauen auf etwas Zyklisches, Fließendes festzulegen, wurde als biologistische Sichtweise zurückgewiesen und heftig kritisiert.

Die moderne konstruktionistisch angereicherte Botschaft aktueller feministischer Position lautet folgendermaßen: Gelebte Sexualität mit ihren Licht- und Schattenseiten ist individuell gestaltete, konstruierte Praxis, jedoch nicht beliebig nach eigenem Gutdünken und Sehnsüchten, sondern abgeguckt, durch frühe Muster erlernt, auch bis in den Körper hinein eingeprägte Macht. Gemacht sind dabei nicht nur die Deutungsmuster, also die Vorstellungen in den Köpfen der Menschen, sondern auch die dadurch geprägten Wirklichkeiten. Auch die Wirklichkeit wird also von Menschen konstruiert, nicht aus freien Stücken und beliebig, sondern vielfältig beeinflusst von hegemonialen kulturellen Mustern, die auf verschiedene Lebenswelten zurückgehen, beeinflusst durch Geschlecht, Schicht, Generation, Region, Religion und andere Variablen. Die Muster werden vermittelt durch entsprechende Lernprozesse während der gesamten Sozialisation. Hier wären die bekannten einzelwissenschaftlichen Erklärungsmöglichkeiten für Aggressionslernen anzuführen wie das Modelllernen und vor allem Konditionierungsprozesse.

Das Merkmal Geschlechtszugehörigkeit *allein* konstituiert noch keine Sexualform, so dass inzwischen das bipolare Starren auf eine wesenhaft männliche oder eine wesenhaft weibliche Sexualität, eine Füllung des sexuellen Schattens nur mit Männlichem, zu kurz greift. Die konkreten Inhalte des sexuellen Schattens zu untersuchen verlangt eine Reihe komplexer Merkmale einzubeziehen:

- Das Handeln jeder anwesenden Person (z.B. Frauen als Mittäterinnen), die ablaufende Interaktion (z.B. wechselseitige Verletzungen), der aktuelle Sinnbezug der Handlung (z.B. sich durch Gewalttätigkeit Nähe oder Macht oder Körpergefühle zu holen).

- Ferner ist zu klären, wie dieser Sinn historisch entstanden ist (etwa durch die hegemoniale Machtergreifung der Männer),
  - wie er kulturell gestützt wird (z.b. in den Medien, Schulbüchern)
  - und sich im individuellen Lebenslauf verändert (vielleicht durch erfahrene Gewalt zustande kommt).

Erst dieses Ensemble von Aussagen umreißt eine bestimmte, dem Schatten zugerechnete sexuelle Verhaltensweise und beschreibt zugleich deren Konstruktion.

Männer und Frauen definieren je unter sich damit auch den sexuellen Schatten variabel. So schreibt Sonja Düring: Der Sexualität den »drive« zu nehmen, die Aggression auszutreiben, das will eigentlich auch unter den Wissenschaftlerinnen niemand und vermutlich kaum eine Frau mehr.

»Ich will nicht bestreiten, dass die Sexualisierung von Machtkonflikten lustvoll sein kann. Aber Sexualität kann hierüber genauso wenig essenziell bestimmt werden, wie über die Sexualisierung symbiotischer Wünsche, die etwa einer Romantisierung der Sexualität entspräche, oder der Lust, ungestraft Verbotenes zu tun, gegen Autoritäten aufzubegehren, was der Konstruktion von Sexualität als triebhaft-subversivem Akt entspräche. Dies sind allesamt Besetzungsmöglichkeiten, die sowohl von der individuellen Biografie, als auch vom gesellschaftlichen Kontext abhängen – und somit veränderbar sind.« (Düring 1996, S. 12)

Die vermeintlich sexuelle Dynamik hat also ihre kulturelle Stütze, die unangefochtene Männerherrschaft, eingebüßt. Der bisherige Kampf gegen männliche Gewalt hat glücklicherweise Früchte getragen. Sexualisierte Unterwerfungsgesten, die zum Habitus männlicher Sexualität gehörten und stark im Schatten des Sexuellen ihr Unwesen trieben, wurden als solche, nämlich als Sexualisierungen von Gewalt, entlarvt und Gewalt, die der patriarchalen männlichen Sexualität eingepflanzt war, somit entsexualisiert. In dieser Entsexualisierung der männlichen Sexualität, der Gewalt immanent zugehörig ist, sieht Sonja Düring den größten Erfolg der feministischen Bewegung. Und als Beweis führt Düring an, dass sie auch zunehmend von Männern nicht mehr als Sexualität erlebt werde.

> *»Aus den einst strahlenden Helden, die mit dunklen Kräften ringen, und diese triumphal besiegen, sind jämmerliche Geschöpfe geworden, die unfähig sind, ihre Körperlüste und ihre Sinnlichkeit in der Sexualität zu entfalten.«* (ebd., S. 12)

Das meint auf ironische Weise: Man hat ihnen ihren erlernten gewaltvollen Habitus genommen. Sie sollen nicht mehr die Wahl haben, die erotische Situation bestimmen zu können. Sie haben kein Recht mehr auf die sexuelle Bereitschaft ihrer Partnerin. Sie werden angeklagt, ihre Geilheit im Rotlichtviertel zu befriedigen, in dem Lust mit Kriminalität zusammengehen. Sie werden als Täter beargwöhnt. Und jetzt sind sie rat- und kraftlos.

Natürlich ist die Wirklichkeit, ist das Ergebnis solcher Prozesse immer pluraler. Zurzeit gibt es gleichzeitig viel Ungleichzeitiges. Es ist noch kein neues »Sexualdispositiv« entstanden. Die auch in der Sexualerziehung oft hochgehaltene weibliche Sexualität, nach der Sexualität nur noch auf Nähe, Intimität und Zärtlichkeit beruht, eine reine Liebeserziehung also, war offenbar auch nur eine Zwischenlösung. Zurzeit ist eine Lücke entstanden, in der sich Sexualität einer positiven Definition entzieht. Lustlosigkeit als neues sexuelles Problem ist ein Ausdruck dieser Leerstelle, in der das Alte nicht mehr gewollt ist, und die so entstandene Freiheit noch nicht genutzt werden kann. Angst und Orientierungslosigkeit machen sich in einer Situation breit, in der ein verbindliches kulturelles Ideal des sexuellen Erlebens fehlt. Natürlich gibt es immer noch klassische und unreflektiert betriebene männliche Sexualität mit ihrem gewalttätigen Schatten. Es gibt Brutalisierungen dieses Schattens aus lauter Verzweiflung von Jungen und Männern, die dermaßen verunsichert sind, dass sie nur in Gewalttätigkeit glauben, noch ihre Männerwürde zu retten. Es gibt das männliche Erschrecken vor dem eigenen inneren Schatten mit der Folge völliger Pazifizierung und »Verhaustierung« des Sexuallebens und es gibt stolpernde Versuche, den eigenen und fremden Schatten anzusehen, ihn zu berühren, Brauchbares und Stärkendes anzunehmen und Destruktivem zu entsagen.

Es gibt Kommerzialisierungen dieser Verunsicherung in jede Richtung: Tötungs- und Kinderpornografie ebenso wie sarkastische Verfilmungen des bewegten Schlappschwanzes und jede Menge Ratgeberliteratur von Frauen für Männer und von Männern für Männer und von Frauen für Frauen. Und es gibt Hoffnung auf eine neue Generation von Jungen und Mädchen, die zwar in den Geschlechterkampf zwischen den – mit schlechtem Gewissen – emanzipierten Müttern und verunsicherten Männern hineingeboren wurden, jedoch gleichzeitig mehrere Modelle vor Augen haben und die Aufforderung spüren: Gehe Deinen eigenen Weg, höre auf Deine inneren Stimmen, widersetze Dich dem, was Du nicht willst und nutze das sexuelle Erleben als Identitätsstütze.

Während Jugendliche raven, skaten und surfen, sich ihrer Sinnlichkeit und Körperlichkeit hingeben, verfolgen ihre Eltern das Schicksal der Sexualität auf dem Bildschirm. Sie erfahren, »dass es einen Reparaturbetrieb für Dildi gibt und auch ein ordentliches Dienstleistungsgewerbe, das gerufen werden kann, wenn der Sadist den Käfig nicht mehr zu öffnen vermag« (Sigusch 2001, S. 23). Sie werden mit allen möglichen sexuellen Bekenntnissen überschwemmt, Tabus, die schon längst keine mehr sind, werden – eingebettet zwischen Chips und Bier – gebrochen.

9.5   Konsequenzen für sexualpädagogisches Tun

9.5.1   Keine neuen pädagogischen Wesensbestimmungen sexuellen Verhaltens!

Wenn momentan nach neuen Möglichkeiten, Sexualität zu leben gesucht wird, ist Sexualerziehung aufgerufen, den Menschen Gedeihräume, pädagogisch gestaltete Erfahrungsräume zur Verfügung zu stellen, damit sie lernen, eigene neue Konstruktionen ihrer gelebten Sexualität auszuhandeln, auszuprobieren und zu bewerten. Es soll nicht darum gehen, neue Wesensbestimmungen vorzunehmen. Das haben uns die letzten Jahre unter konstruktivistischer Perspektive gelehrt, dass die kulturellen Muster sexuellen Lebens wechseln und sich pluralisieren. Weder ist dem Sexuellen das Aggressive schicksalhaft zugeordnet noch eine nur zärtliche Sexualität zu empfehlen. Weder klebt der Schatten des Sexuellen schicksalhaft an den Männern und Jungen, noch sind die Frauen das sexuell friedfertige Geschlecht. Es geht darum, Vielfalt zuzulassen auf dem Hintergrund einer gemeinsamen Wertebasis, nämlich der Selbstbestimmung und der Achtung vor dem Leben.

9.5.2 Mit der dominanten Zweigeschlechtlichkeit sensibel umgehen

Das heißt für Sexualpädagogik im Hinblick auf den sexuellen Schatten, dass Geschlechtsbewusstsein dazu gehört. Aber Vorsicht: Nicht ein bipolares Denken, das die Mädchen und Jungen auf einen stereotypen Verhaltensmodus festlegt, ist hilfreich, sondern ein Denken und didaktisches Handeln, das die Unterschiede im jeweiligen Geschlecht wahrnimmt. Gerade Jungen zeigen im Umgang mit den Themen des sexuellen Schattens sehr unterschiedliche Reaktionen. Es gibt viele Varianten

- von starker Aggressionshemmung bis zum Machoverhalten,
- vom Opferstatus des missbrauchten Jungen zum Täter-sein,
- vom äußerlich Angepassten, der in Stress-Situationen seine Macht ausspielt bis zum einfühlsamen und seiner sexuellen Identität sicheren Liebhaber,
- vom Sexualmatador zum Sexualdemokraten.

Alle mussten sich mit dem immer noch verbreiteten männlichen Sexualitätshabitus auseinandersetzen, sich zu ihm verhalten. Sexualpädagogische Jungenarbeit sollte Gewalttatsachen beim Namen nennen ohne aus allen Jungen Sexisten zu machen. Sie kann zur Entfaltung der Vielfalt sexueller Bedürfnisse Hilfestellung geben, die auch bei Jungen von der Zärtlichkeit zur heftigen Wollust reichen kann. Sexualerziehung kann gegen Gewalt arbeiten, indem sie Kontakt zur inneren Gefühlswelt fördert, Gefühlsausdruck und Reden über Inneres einübt, den Körper als Fühlorgan erleben lässt, Jungenfreundschaften fördert, Mädchenerleben nachfühlbar macht und Beziehungsaufnahme und -gestaltung erleichtert.

9.5.3 Eigene sexuelle Identität kennen und Position beziehen

Weil Erziehung sich im pädagogischen Bezug ereignet, sind Persönlichkeit und sexuelle Identität der Erziehenden ganz besonders wichtig. Daraus folgt, dass sich Sexualerziehende sich selbst kennen lernen sollten. Sie können sich z.b. fragen: Wie möchte ich Sexualität leben, wie lebe ich sie, was steht in meinem Schatten? Kann ich meinen eigenen Schatten ansehen? Wie tief kann/muss ich in mein eigenes Unterhaus sehen? Nur in den Keller, oder auch in die Katakomben, um Leichen zu entdecken? (Z.B. versteckte Gewaltfantasien oder verdrängte Gewalterfahrungen.) Manchmal reicht es, zu wissen, dass da eine Leiche liegt, wenn da eine liegt. Wie viel kenne ich vom Schatten, mit denen die Menschen konfrontiert werden, mit denen ich arbeite? Ich sollte wissen, wovon ich rede, wissen, wie Pornografie heute aussieht, wie Kinderprostitution aussieht, was Jungen von Mädchen immer noch an Unterwerfung verlangen. Aber wo ist für mich die Grenze der Professionalität, was muss ich mir nicht ansehen? Für die meisten besteht die Grenze bei der Tötungs- und Kinderpornografie.

Das Ziel solcher Reflexionen ist nicht, dass alle Erziehenden wissen, wo das Licht aufhört und der Schatten anfängt, wie viel zu tolerieren ist und ab wann man entsetzt zu sein hat und ablehnend reagieren darf. Ziel ist Professionalität in dem Sinn, dass ich im Wissen um meine eigenen Grenzen und Trübungen handeln kann, dass ich meine Grenzen kenne und mich doch auskenne, um fundiert urteilen zu können und Möglichkeiten von Lernangeboten zu geben.

9.5.4 Sexualität positiv besetzen und als Identitätsquelle nutzen

Durch Lust kann vieles kompensiert werden, was Angst macht, was Frustration auslöst. Durch Beziehungserleben können Menschen lernen, wo man/frau hingehört, wer zu einem hält und wessen Leben man in Obhut nehmen darf. Durch die Körpersprache der Liebe kann erfahren werden, dass man angenommen ist und gehalten wird. Gemeinsames Lusterleben kann Kraft und Lebensmut fördern. Wenn schon Kinder lernen, ihren Körper, körperliche Berührungen mit anderen sowie Sehnsüchte und Verliebtheiten als Kraft spendend zu erleben, stärkt das ihre Identität, ihren Eigensinn und ihr Selbstbewusstsein. Das macht auch weniger anfällig für Missbrauch. Bedürftige Kinder sind bevorzugte und willige Opfer für Täter.

Ein positives Körpergefühl kann als Frühwarnsystem gegen Grenzüberschreitungen dienen.

Bettina Schuhrke beweist in ihrer empirischen Studie über »Körper entdecken und sexuelle Entwicklung von Kindern im zweiten Lebensjahr« (1991), dass Kinder, deren Sexualentwicklung freier Lauf gelassen wird, besser gewappnet sind als solche, die in ihrem Forscherdrang eingeschränkt werden:

>*»Eltern, die ihrem Kind eine solche frühzeitige Sexualentwicklung ermöglichen wollen, sollten dem Kind bestimmte Freiräume schaffen (z.B. Phasen des Nacktseins zulassen), die genitalbezogene Pflege mit Muße durchführen, die Kinder sich daran beteiligen lassen und sich auch selbst den Kindern nackt zeigen. (...) Gerade für Eltern von Mädchen würde es in vielen Fällen zusätzlicher Bewusstseinsarbeit bedürfen, den Stolz ihrer Töchter auf diese Region (Scheide, Klitoris) zu wecken und zu verstärken.«* (Schurke 1991, S. 590)

9.5.5 Grenzsetzungen und Scham als Intimitätsschutz

Scham ist also nicht nur als gesellschaftlich erzwungene Prüderie zu begreifen, sondern als Schutz des Individuums vor Übergriffen. Wenn schon Eltern, auch Erziehende klare Grenzen setzen hinsichtlich der eigenen Privatheit, schafft und schärft das auch bei den Kindern das Gefühl für Privatheit. Das ist auch angesichts eines offenen Umgangs mit Nacktheit möglich (siehe Schurke 1998). Doch Scham bezieht sich nicht nur auf Nacktheit. Verbale Beschämungen können ebenso verletzend sein, wenn durch sie Intimität entblößt wird.

9.5.6 Kinder und Jugendliche sprachfähig machen

Etwas benennen können heißt gleichzeitig, es zu kennen, einordnen, bei Bedarf kontrollieren zu können. Kinder sollten früh Körperteile, sexuelle Vorgänge, auch Facetten des Schattens benennen können, um zu fühlen und zu erzählen, was ihnen nicht gut tut, wo und wie sie mit dem für sie mit Angst besetzten Schatten zu tun bekommen. Wir können lernen,

- über die Facetten des Schattens zu reden,
- von eigenen erfahrenen Schattenberührungen zu reden, zu äußern, wo die eigenen Grenzen sind, wo vielleicht auch der Schatten, also das Unangenehme sich langsam verändert,
- durch Sexualität zu reden, also nonverbal Gefühle, Zuneigung oder Abscheu auszudrücken,
- Sprache als sexuellen Ausdruck zu nutzen, zur Steigerung der sexuellen Begierde.

Jugendliche müssen in diesem Zusammenhang lernen, dass Sprache kontextbezogen Sinn macht, Sprache als sexuelle Stimulans also nur im Intimbereich anzuwenden. Sie sollten wissen und nachfühlen, wie Ausdrücke aus dem Bereich des Schattens verletzen können. Ansonsten ist Sprache möglichst sinnlich zu besetzen, um auch das Lustvolle im Wort und der Redewendung zuzulassen.

9.5.7 Wissen, wovon wir reden: »Die Sachen klären«

Gemeint ist das Aufklären über Pornografie, Prostitution, sexuelle Gewalt, Informationen über Hintergründe geben, der Lebenswelt und Altersstufe angemessene Einblicke vermitteln. Wichtig ist nicht Abschreckung, die »geht doch meist nach hinten los«, macht neugierig, befriedigt nur die Sensationslust. Die Art der Informationsauswahl und die Formen der Präsentation können hier die richtige Intention vermitteln. Es gibt inzwischen gute Medien, die uns diese Informationsarbeit abnehmen.

9.5.8 Spannende und lustvolle Erfahrungen fördern

Wichtig ist die Beschäftigung mit den Anteilen in den einzelnen Facetten des Schattens, die wir – zumindest die meisten von uns – in uns haben, um funktionale Äquivalente entdecken zu lassen. Pornografie befriedigt oft das Bedürfnis zu wissen, was konkret passiert beim Sex. Wenn solche Themen aus der Sexualerziehung ausgespart bleiben, dann suchen vor allem Jungen nach kommerziellem Anschauungsmaterial.

Im Gewaltakt kann viel Lustvolles enthalten sein, das möglicherweise im Alltag von Kindern und Jugendlichen zu kurz kommt und deshalb auch in der Entgleisung gesucht wird. Kinder und Jugendliche (auch Erwachsene) empfinden Lust beim heftigen Körperkontakt, an der Bewegung, beim Streiten und Raufen. Gerade viele Jungen lieben es, zunehmend aber auch Mädchen, beim Zergern, Ringen und Raufen auch sexuell sensible Stellen zu berühren und sich dort berühren zu lassen. Die Behandlung des Themas »Gewalt« sollte also nicht dazu führen, dass jede Form von Aggression in diesem beschriebenen Sinn negativ besetzt und »aberzogen« wird. Die Ambivalenz aggressiver Energie kann am Begriff »Anmache« deutlich werden: Er meint zum einen eine unerwünschte Grenzübertretung, zum anderen wird er auch als willkommenes Kontaktangebot verstanden.

Wir wissen, dass in uns allen fast alle Paraphilien – Perversionen also – in feinen homöopathischen Dosen präsent sind und was zur lebendigen Sexualität dazu gehört: Das Sich-zeigen vor dem Partner, der Partnerin, vielleicht auch vor anderen. Das plymorphperverse des Säuglings, den ganzen Körper als sexuell zu begreifen und zu nutzen, entdecken Jugendliche der gegenwärtigen Generation verstärkt und haben der Genitalfixiertheit der vergangenen Generationen etwas voraus. Das mindert die Lust am genitalkonzentrierten gleichförmigen Pornografieangebot.

Es hilft auch, den Panzer der Selbstkontrolle zu lockern, Nacktheit, Körpergerüche, Schweißigkeit und Hingabe als »Sichausliefern« positiv zu besetzen, damit die Menschen weniger angstlustbesetzt auf die vermarkteten Entgleisungen starren.

9.5.9 Alter und Entwicklungsstufen beachten

Jede (sexual-)pädagogische Arbeit ist an den jeweiligen Entwicklungsstand der Kinder und Jugendlichen anzupassen. Wenn auch das Beleuchten des Schattens weiterhelfen kann, einen sinnvollen Umgang zu trainieren, kann verfrühte unvorbereitete Konfrontation mit extremen Entgleisungen Angst auslösen, auch, wenn das reale Leben meist mehr konfrontiert als sexualpädagogische Lernräume.

9.5.10 Lebenswelten berücksichtigen

Im Heim für Jugendliche mit Verhaltensauffälligkeiten ist sexualpädagogisch anders zu arbeiten als wenn im Gymnasium der Schatten zum Thema wird. Im Kindergarten eines bildungsbürgerlich dominierten Stadtteils ist etwas anderes nötig als in der Einrichtung eines sozialen Brennpunkts. Die Kinder haben andere Erfahrungen, reden anders, brauchen andere Hilfen.

9.5.11 Den institutionellen Rahmen beachten

In der Jugendarbeit kann ich anders, oft direkter, emotionaler, in dichten, ganzheitlich ansprechenden Situationen arbeiten, als das in der Schule möglich ist. Im Beratungsgespräch kommen eher Gewalterfahrungen und eigene Gewaltanwendung zur Sprache als im Klassenraum. In der Schule muss ich ein aufgetauchtes Pornoheft verschwinden lassen, Personsorgeberechtigte können damit aufklärend arbeiten.

9.5.12 Störungen und Brüche ernst nehmen und zulassen

Ohne die Fähigkeit, Ambivalenzen im eigenen Fühlen und Denken zu erkennen und auszuhalten und sie anderen zuzugestehen, kann sexualpädagogische Begleitung mit dem Anspruch, freundlich und akzeptierend zu sein nicht gelingen. Die Trennung zwischen Konstruktivem und Destruktivem ist unscharf, die Möglichkeit des Umschlags von Heftigkeit und Begierde in zerstörerische Gewalt ist theoretisch jederzeit möglich, vor allem wenn die Grenze von einem zum anderen nicht von jedem/jeder gleich gezogen wird und Kommunikation nicht gelernt wurde.

9.5.13 Gestaltung wertvoller Erfahrungsräume

Nützlich ist, mit der Kraft der Liebe gegen die Destruktion zu arbeiten. Wie alle Pädagogik ist auch Sexualpädagogik – besonders angesichts des sexuellen Schattens – vor dem Scheitern nicht sicher. Unsere sozial- und sexualwissenschaftlichen Erklärungsversuche für einzelne Themen des sexuellen Schattens können die positive Wirkung der darauf aufbauenden pädagogischen Reaktionen plausibel und – wie hier und da auch empirische Untersuchungen zeigen – erfolgreich werden lassen. Und doch stehen wir auch als Erklärungskünstler und im Verstehen geübte Fachleute fassungslos vor den Formen und Auswirkungen persönlicher oder struktureller Gewalt, die im Sexuellen ausgeübt werden. Da Sexualität und Gewalt aber Grundkategorien unseres persönlichen und gesellschaftlichen Lebens sind, so zu sagen als Querschnittserfahrungen allgegenwärtig und vielfältig beeinflusst werden, können alle Einzelmaßnahmen, kann Erziehung insgesamt nur einen bescheidenen Beitrag leisten. Entsprechend kommt es viel auf das Klima und die materiellen und kulturellen Zugangschancen zu den vorhandenen Ressourcen an, die in einer Beziehung, einer Familie, einer Schule, einer ganzen Gesellschaft den Ton angeben.

Insofern sehe ich in dem Slogan des jugendlichen Aufbegehrens der 60er-Jahre »make love, not war« immer noch einen tiefen Sinn, wenn er auch damals viel oberflächlicher gebraucht und missbraucht wurde. Viele der alten Pädagogen und Pädagoginnen sahen im pädagogischen Eros diese Kraft zur Veränderung trotz kontrafaktischer Erfahrungen. Wenn dieser pädagogische Eros (der nach Pestalozzi immer eine sehende und freigebende Liebe sein soll) das Handeln auch von Sexualpädagoginnen und Sexualpädagogen leitet, können wir zumindest sichergehen, dass sexuelle Gewalt nicht mit pädagogischer Gewalt beantwortet wird – auch nicht in Bezug auf Täter.

Literaturverzeichnis

Albrecht-Heide, A./Holzkamp, Ch. (1998): Lebensformen und Sexualität. Vielfalt quer zu patriarchalen Leitbildern – Dialogreferat. In: Hartmann, J./ Holzkamp, Ch./Lähnemann, L./Meissner, K./Mücke, D. (Hrsg.): Lebensformen und Sexualität. Bielefeld: Kleine Verlag.

Amendt, G. (1970): Sex-Front. Frankfurt a.M.: März-Verlag.

Apel, K.O. (1988): Diskurs und Verantwortung. Das Problem des Übergangs zur postkonventionellen Moral. Frankfurt a.M.: Suhrkamp.

Apel, K.O. (1988): Diskurs und Verantwortung. Das Problem des Übergangs zur postkonventionellen Moral. Frankfurt a.M.: Suhrkamp.

Bach, K. (1991): Zur Entwicklung der Sexualpädagogik in der DDR. In: Homann, J.S.: Sexuologie in der DDR. Berlin: n.

Barkow, R. (1980): Die Sexualpädagogik von 1918–1945. Dissertation, Münster.

Bartholomäus, W. (2002): DerDieDas Andere geht mich an. Sexualität für Erziehung ethisch denken – in der Spur Emmanuel Lévinas'. Frankfurt a.M.: Peter Lang.

Bartholomäus, W. (1993): Lust aus Liebe. Die Vielfalt sexuellen Erlebens. München: Kösel.

Bataille, G. (1982): Der heilige Eros. Frankfurt a.M.: Ullstein.

Baudrillard, J. (1996): Das perfekte Verbrechen. München: Matthes & Seitz.

Baudrillard, J. (1992): Von der Verführung. München: Matthes & Seitz.

Bech, H. (1997): When men meet. Homosexuality and modernity. Cambridge: Polity Pres.

Bell, A.P. u.a. (1982): Der Kinsey-Institut-Report über sexuelle Orientierung und Partnerwahl. München: Heyne.

Berger, M. (1992): Sexualerziehung im Kindergarten. Frankfurt a.M.: Brandes & Apsel.

Borrmann, R. (1961): Die sexuelle Belehrung der Kinder und Jugendlichen unter besonderer Berücksichtigung der Teilnahme des Lehrers. Berlin: Dissertation Humbold-Universität.

Böttcher, H.R.: Sexualität des Kindes – die Kinderpsychologie im Zwiespalt? In: Bach, K.R./Stumpe, H./Weller, K. (1993): Kindheit und Sexualität. Braunschweig: Holtzmeyer Verlag, S. 37–46.

Braun, J./Lähnemann, L. (2000): Lesbische und schwule Lebensweisen. In: Sielert, U./Valtl, K. (Hrsg.): Sexualpädagogik lehren. Weinheim/Basel: Beltz.

Bundeszentrale für gesundheitliche Aufklärung (Hrsg.) (1980, 1994, 1996, 1998, 2001): Jugendsexualität. Wiederholungsbefragungen. Köln: BZgA.

Bundeszentrale für Gesundheitliche Aufklärung (Hrsg.) (19n): Mein Kind fällt aus der Rolle. Über Geschlechtsrollen und sexuelle Orientierungen. Köln: BZgA.

Bundeszentrale für gesundheitliche Aufklärung (Hrsg.) (1997): Sexualpädagogische Aus- und Fortbildung in der Bundesrepublik Deutschland. Köln: BZgA.

Bundeszentrale für gesundheitliche Aufklärung (Hrsg.) (1998): Sexualität und Kontrazeption aus der Sicht der Jugendlichen und ihrer Eltern. Forschung und Praxis der Sexualaufklärung und Familienplanung. Band 8. Eine repräsentative Studie von I. Schmidt-Tannwald und N. Kluge. Köln: BZgA.

Bundeszentrale für gesundheitliche Aufklärung (Hrsg.) (1998): Sexualpädagogische Konzepte. Forschung und Praxis der Sexualaufklärung und Familienplanung. Band 9. Eine Expertise von G. Glück unter Mitarbeit von S. Bey, A. Hilgers und I. Weiß. Köln: BZgA.

Butler, Judith (1991): Das Unbehagen der Geschlechter. Frankfurt a.M.: Suhrkamp.

Campe, J.H. (Hrsg.) (1787): Allgemeine Revision des gesamten Schul- und Erziehungswesens. 6. Teil. Wolfenbüttel.

Clement, U. (1986): Sexualität im sozialen Wandel. Eine empirische Vergleichsstudie an Studenten 1966 und 1981. Stuttgart: Enke.

Dannecker, M. (2002): Die Apothese der Paarsexualität. In: SEX – Vom Wissen und Wünschen. Begleitbuch zur Ausstellung des Deutschen Hygiene-Museums. Dresden: Hartje Cantz Verlag.

Dannenbeck, C./Stich, J. (2002) : Sexuelle Erfahrungen im Jugendalter. Aushandlungsprozesse im Geschlechterverhältnis. Eine qualitative Studie im Auftrag der BZgA. Köln: BZgA.

de Sade, L.D.F.A. (o.J.): Justine oder das Mißgeschick der Tugend. Hamburg: Verlag Merlin.

Der Spiegel: 9/1998, S. 131.

Der Spiegel: 9/1998, S. 126.

Der Spiegel: 9/1998, S. 134.

Düring, S. (1996): Geschlechter-Spannung und Störung der Sexualität. Die feministische Sichtweise. In: Leipziger Texte zur Sexualität Heft 7, 1996, S. 10–22. Leipzig: Eigenverlag der GSW.

Fricker, R./Lerch, J. (1976): Zur Theorie der Sexualität und Sexualerziehung. Weinheim: Beltz.

Foucault, M. (1977): Sexualität und Wahrheit. Der Wille zum Wissen. Frankfurt a.M.: Suhrkamp.

Garber, M. (2000): Die Vielfalt des Begehrens: Bisexualität von Sappho bis Madonna. Frankfurt a.M.: Fischer.

Gehlen, A. (1969): Moral und Hypermoral. Eine pluralistische Ethik. Frankfurt a.M.: Athenäum.

Gekeler, C. (1998): Multisexualität – Schillernde Grauzone. In: Hartmann, J./Holzkamp, Ch./Lähnemann, L./Meissner, K./Mücke, D. (Hrsg.): Lebensformen und Sexualität. Bielefeld: Kleine Verlag, S. 63–66.

Giese, H./Schmidt, G. (1968): Studenten-Sexualität. Verhalten und Einstellung. Reinbek: Rowohlt.

Glück, G./Scholten, A./Strötges, G. (1990): Heiße Eisen in der Sexualerziehung. Wo sie stecken und wie man sie anfasst. Weinheim: Deutscher Studienverlag.

Gluszcynski, A. (1999): Selbstwahrnehmung, Sexualwissen und Körpergefühl von Mädchen und Jungen der 3.–6. Klasse aus Migranten- und Aussiedlerfamilien. In: BZgA (Hrsg.): Wissenschaftliche Grundlagen Teil 1 – Kinder. Band 13.1. Köln: BZgA, S. 41–102.

Großmann, Th. (1988): Eine Liebe wie jede andere. Mit homosexuellen Jugendlichen leben und umgehen. Reinbek : Rowohlt.

Großmann, Th. (1991): Schwul – Na und? Reinbek: Rowohlt.

von Hartmann, E.: Phänomenologie des sittlichen Bewusstseins. In: Wawerzonnek, Markus (1994): Implizite Sexualpädagogik in der Sexualwissenschaft 1886–1933. Eine Rekonstruktion disziplinärer Einflussfaktoren und Legitimationsstrategien. Dissertation, Köln.

von Hentig, H. (1999): Ach, die Werte – Über eine Erziehung im 21. Jahrhundert, München: Hansa Verlag.

Herrath, F./Sielert, U. (1990): Lisa und Jan. Ein Aufklärungsbuch für Kinder und ihre Eltern. Weinheim: Beltz.

Herrath, F./Sielert, U. (Hrsg.) (1982): Jugendsexualität zwischen Lust und Gewalt. Wuppertal: Hammer Verlag.

Hettlage-Vargas, A. (1992): Bikulturalität – Privileg oder Belastung? In: Kürsat-Ahlers (Hrsg.): Die multikulturelle Gesellschaft: Der Weg zur Gleichstellung? Frankfurt a.M.: Verlag für interkulturelle Kommunikation.

Hodann, M. (1926): Bub und Mädel. Rudolstadt: Greifen-Verlag.

Hoffmann, B. (1997a): Das sozialisierte Geschlecht. Zur Theorie der Geschlechtersozialisation. Opladen: Leske & Budrich.

Hoffmann, B. (1997b): Thesen zur Theorie geschlechtsspezifischer Sozialisation. In: Zeitschrift für Sozialisationsforschung und Erziehungssoziologie. 17. Jg. Heft 4, S. 385.

Honneth, A. (1992): Kampf um Anerkennung. Zur moralischen Grammatik sozialer Konflikte. Frankfurt a.M.: Suhrkamp.

Horstkemper, M. (1998): Schule, Geschlecht und Selbstvertrauen. Eine Längsschnittstudie über Mädchensozialisation in der Schule. Weinheim: Juventa.

Hunger, H. (1954): Das Sexualwissen der Jugend. München: Ernst Reinhard Verlag.

Hurrelmann, Klaus u.a. (1986): Koedukation – Jungenschule auch für Mädchen?. Opladen: Leske & Budrich.

Irigaray, L. (1987): Zur Geschlechterdifferenz. Interviews und Vorträge. Wien.

ISP – Institut für Sexualpädagogik Dortmund (2000) (Hrsg.): Sinn durch Sinnlichkeit? Sexualpädagogik und Spätmoderne. Dortmund: Eigenverlag.

Johnson, T.C./Friend, C. (1995): Assessing young children's sexual behaviours in the context of child sexual abuse evaluations. In: Ney,T. (Eds.): True and false allegations of child sexual abuse. New York: Brunner/Mazel, S. 49–71.

Kentler, H. (1989): Leihväter. Kinder brauchen Väter. Reinbek: Rowohlt TB.

Kentler, H. (1970): Sexualerziehung. Reinbek: Rowohlt.

Kluge, N. (Hrsg.) (1996): Sexualunterricht in der Grundschule. Lehraufgaben Unterrichtsvorhaben, Erfahrungen. Bad Heilbrunn: Klinkhardt.

Kluge, N. (1978): Einführung in die Sexualpädagogik. Darmstadt.

Kluge, N. (1984): Handbuch der Sexualpädagogik. Band 1 und 2. Düsseldorf: Schwann.

Kluge, N. (Hrsg.) (1976): Sexualerziehung als Unterrichtsprinzip. Darmstadt: Klinghardt.

Koch, F./Lutzmann, K.H. (1989): Stichwörter zur Sexualerziehung. Weinheim: Beltz.

Köhle-Hezinger, Ch./Scharfe, M./Brednich, R.W. (Hrsg.) (19n): Weiblich. Zur Bedeutung der Kategorie Geschlecht in der Kultur. Münster: Waxmann.

Krahé, B. (1999): Sexuelle Aggression zwischen Jugendlichen: Prävalenz und Prädikatoren. In: BZgA: Wissenschaftliche Grundlagen, Teil 2 Kinder. Köln: BZgA, S. 93–122.

Krüger, H.H./Helsper, W. (1995): Einführung in die Grundbegriffe der Erziehungswissenschaft. Opladen: Leske & Budrich.

Landesinstitut Schleswig-Holstein für Praxis und Theorie der Schule (Hrsg.) (1994): Sexualpädagogik – AIDS-Prävention mit Methoden des lebendigen Lernens. Kiel: IPN-Verlag.

Landesstelle Jugendschutz Niedersachsen (Hrsg.) (o. J.): Keiner ist wie alle. Sexualpädagogik interkulturell. Hannover: Eigenverlag.

Maskus, R. (1979): 20 Beiträge zur Sexual- bzw. Geschlechtererziehung. St. Augustin: Academia-Verlag.

Masters, W.H./Johnson, V.E. (1980): Die sexuelle Reaktion. Reinbek : Rowohlt.

Mernissi, F. (1992): Der politische Harem. Mohamed und die Frauen. Freiburg i.Br.: Herder.

Meves, C. (1992): Kindgerechte Sexualerziehung. Bilanz und Neuanfang. Vellmar-Kassel: Hänssler Verlag.

Milhoffer, P. (Hrsg.) (1995): Sexualerziehung von Anfang an! Frankfurt a.M.: Arbeitskreis Grundschule. Eigenverlag.

Milhoffer, P. (1999): Sexualerziehung, die ankommt. Leitfaden für Schule und außerschulische Jugendarbeit zur Sexualerziehung von Mädchen und Jungen der 3.–6. Klasse. Herausgegeben von der Bundeszentrale für gesundheitliche Aufklärung. Köln: BZgA.

Milhoffer, P. (2000): Wie sie sich fühlen, was sie sich wünschen. Eine empirische Studie über Mädchen und Jungen auf dem Weg in die Pubertät. Weinheim: Juventa.

Morgenthaler, F. (1984): Sexualität und Psychoanalyse. In: ders. Homosexualität Heterosexualität Perversion. Frankfurt a.M.: Qumram.

Müller, W. (1992): Skeptische Sexualpädagogik. Möglichkeiten und Grenzen schulischer Sexualerziehung. Weinheim: Beltz.

Münch, W. (1909): Zur Erziehung der Geschlechter. In: Porger: Pädagogische Zeit- und Streitfragen. Bielefeld/Leipzig.

Nadas, P. (1994): Von der himmlischen und der irdischen Liebe. Reinbek: Rowohlt.

Nestvogel, R. (1988): Kann die Aufrechterhaltung einer unreflektierten Mehrheitskultur eine Aufgabe öffentlicher Erziehung sein? In: Zeitschrift für Pädagogik, Beiheft 23. Weinheim und Basel, S. 39–49.

Neutzling, R. (2000): Bescheiden im Anspruch, respektvoll in der Begegnung – Sexualerziehung in spätmodernen Zeiten. Festrede zum 10-jährigen Bestehen des Instituts für Sexualpädagogik. In: Dokumentation. Hrsg. v. Institut für Sexualpädagogik Dortmund. Dortmund 2000: Selbstverlag, S. 20–29.

Offit, A. (1979): Das sexuelle Ich. Stuttgart: Ullstein.

Philipps, I. (2002): Körper, Liebe, Doktorspiele. Ein Ratgeber für Eltern zur kindlichen Sexualentwicklung vom 4.–6. Lebensjahr. Hrsg. v. der Bundeszentrale für gesundheitliche Aufklärung. Köln: BZgA.

Plummer, K. (1996): Telling sexual stories. Power, change and social worlds. London: n.

Pro Familia Magazin 3/2003: Jugend und Sexualität. Neu-Isenburg: Lingua Med Verlag.

Reich, W. (1969): Die sexuelle Revolution. Frankfurt a.M. (Raubdruck).

Reiche, R. (1990): Geschlechterspannung. Eine psychoanalytische Untersuchung. Frankfurt a.M.: Fischer.

von Salisch, M. (1990): Sexualität und interpersonelle Intimität: Ein Vergleich zwischen Berliner Jugendlichen deutscher und türkischer Nationalität. In: Zeitschrift für Sozialisationsforschung und Erziehungssoziologie (ZSE), 10. Jg., Heft 1, S. 10–23.

Salman, R. (1992): AIDS-Prävention und Migration: Sexuelle Probleme von männlichen türkischen Jugendlichen in der Bundesrepublik Deutschland Hrsg. v. Niedersächsischen Sozialministerium in der Edition AIDS. Bd. 15.

Salmann, R. (1999): Sexualität und Migration am Beispiel türkischer Migrant/-Innen. In: BZgA-Forum Sexualaufklärung und Familienplanung. Interkulturell. Heft 2/1999, S. 7–11.

Scarbath, H. (1969): Geschlechtserziehung. Motive, Aufgaben und Wege. Heidelberg: Quelle & Meyer.

Schille, H.J. (1969): Die Vermittlung und Aneignung von Normen der Sexualmoral im Unterricht der 9. Klasse der allgemeinbildenden polytechnischen Oberschule und ihre einstellungsbildende Wirkung. Jena: Dissertation.

Schmauch, U. (1996): Körperberührung unter Generalverdacht? Zur Skandalisierung und Tabuisierung von sexuellem Kindesmißbrauch. In: Zeitschrift für Sozialisationsforschung und Erziehungssoziologie 1996, S. 284–297.

Schmidt-Tannwald, I./Kluge, N. (1998): Sexualität und Kontrazeption aus der Sicht der Jugendlichen und ihrer Eltern. Eine repräsentative Studie im Auftrag der BZgA. Köln: BZgA.

Schmidt, G. (1993): Jugendsexualität. Sozialer Wandel, Gruppenunterschiede, Konfliktfelder. Stuttgart: Enke.

Schmidt, G. (2000) (Hrsg.): Kinder der sexuellen Revolution. Kontinuität und Wandel studentischer Sexualität. Gießen: Psychosozial-Verlag.

Schmidt, G. (1986): Das Große Der Die Das. Über das Sexuelle. Herbstein: März Verlag.

Schmidt, G. (1988): Drang und Lust. In: Kentler, H. (Hrsg.): Sexualwesen Mensch. München: Piper.

Schmidt, G. (1996): Das Verschwinden der Sexualmoral – Über sexuelle Verhältnisse. Hamburg: Kleine Verlag.

Schmidt, R.-B./Schetsche, M. (1989): Jugendsexualität und Schulalltag. Opladen: Leske & Budrich.

Schmidt, R.-B. (2003): Lebensthema Sexualität. Sexuelle Einstellungen, Erfahrungen und Karrieren jüngerer Frauen. Opladen: Leske & Budrich.

Schmid-Tannwald, I. /Urdze, A. (1983): Sexualität und Kontrazeption aus der Sicht der Jugendlichen und ihrer Eltern. Hrsg.: BZgA, Stuttgart u.a.: Schriftenreihe des Bundesministeriums für Jugend, Familie und Gesundheit.

Schmid-Tannwald, I./Kluge, N. (1998): Sexualität und Kontrazeption aus der Sicht der Jugendlichen und ihrer Eltern. Wiederholungsbefragung im Auftrag der BZgA. Köln 1998: Schriftenreihe Forschung und Praxis der Sexualaufklärung und Familienplanung.

Schnack, D./ Neutzling, R. (1993): Die Prinzenrolle. Über die männliche Sexualität. Reinbek: Rowohlt.

Schorsch, E. (1989): Versuch über Sexualität und Aggression. Zeitschrift für Sexualforschung, Jg. 2, Heft 1, S. 14–27.

Schorsch, E. (1993): Die Stellung der Sexualität in der psychischen Organisation des Menschen. In: ders. Perversion, Liebe, Gewalt. Stuttgart: Enke.

Schorsch, E. (1985): Sexualität und Gewalt. In: Wulf, Ch. (Hrsg.): Lust und Liebe. Wandlungen der Sexualität. München: Piper, S. 91–111.

Schuhrke, B. (1991): Körperentdecken und psychosexuelle Entwicklung. Regensburg: Roderer Verlag.

Schuhrke, B. (1998): Kindliche Körperscham und familiale Schamregeln. Hrsg. v. der Bundeszentrale für gesundheitliche Aufklärung. Köln: BZgA.

Sielert, U./Keil, S. (1993): Sexualpädagogische Materialien für die Jugendarbeit in Freizeit und Schule. Weinheim: Beltz.

Sielert, U./Marburger, H. (1990): Sexualpädagogik in der Jugendhilfe. Neuwied: Luchterhand.

Sielert, U. (1993): Sexualpädagogik. Konzeption und Materialien für die Aus- und Fortbildung von Multiplikatoren. Weinheim: Beltz.

Sigusch, V./Schmidt, G. (1973): Jugendsexualität. Dokumentation einer Untersuchung. Stuttgart: Enke.

Sigusch, V. (Hrsg.) (1996): Sexuelle Störungen und ihre Behandlung. Stuttgart: Enke.

Sigusch, V. (1984): Die Mystifikation des Sexuellen. Frankfurt a.M.: Campus.

Sigusch, V. (³2001): Kultureller Wandel der Sexualität. In : Sigusch, V. (Hrsg.): Sexuelle Störungen und ihre Behandlung, S. 16–31. Stuttgart: Thieme.

Sigusch, V. (1988): Thesen über Natur und Sexualität. In: Kentler, H. (Hrsg.): Sexualwesen Mensch. München: Piper.

Sölle, D. (1985): Lieben und Arbeiten. Eine Theologie der Schöpfung. Stuttgart: Kreuz Verlag.

Starke, K. (1980): Junge Partner. Tatsachen über Liebesbeziehungen im Jugendalter. Leipzig: Urania.

Starke, K./Friedrich, W. (1984): Liebe und Sexualität bis 30. Berlin: Deutscher Verlag der Wissenschaften.

Starke, K. (2001): Wi(e)der das sexuelle Begehren. In: Leipziger Texte zur Sexualität, Heft 7, S. 57ff.

Starke, K. (1998): Daten zur Pornografie und Jugend. In: Urban, A.: Dokumentation einer Pornografie-Tagung in Hannover. AKJS Hannover: Eigenverlag.

Stoehr, I. (1985): Von der Not der Mädchenbildung zur Tugend der Koedukation. In: Frauen und Schule, Heft 9. Berlin.

Stoller, R.J. (1977): Perversion. Die erotische Form von Hass. Reinbek: Rowohlt.

Van Ussel, J. (1970): Sexualunterdrückung. Geschichte der Sexualfeindlichkeit. Gießen. Rowohlt.

Walter, J. (Hrsg.) (1996): Sexualität und geistige Behinderung, Heidelberg: Schindele.

Wanzeck-Sielert, C. (1997): Der Missbrauchsdiskurs und seine Auswirkungen auf Sexualität und Sexualerziehung. In: BZgA-Forum Sexualaufklärung, Heft 1/2, S. 22–26.

Wawarzonnek, M. (1984): Implizite Sexualpädagogik in der Sexualwissenschaft 1886–1933. Eine Rekonstruktion disziplinärer Einflussfaktoren und Legitimationsstrategien. Köln: Uni Köln, Dissertation.

Weller, K. (1991) Das Sexuelle in der deutsch-deutschen Vereinigung. Leipzig: Forum.

Wickert, W./Seibt, U. (1983): Männlich-weiblich – Der große Unterschied und seine Folgen. München.

Wolf, W. (2001): Max Hodan (1894–1946) Sozialist und Sexualreformer. Hamburg: Von Bockel Verlag.

Wulf, C. (2001): Einführung in die Anthropologie der Erziehung. Weinheim: Beltz.

Wyss, D. (1981): Lieben als Lernprozeß. Göttingen: Vandenhoek.

Ziebertz, H.-G. (Hrsg.) (1991): Sexualität im Wertepluralismus. Perspektiven zur Überwindung der Krise in der ethischen Bildung. Mainz: Grünewald.

Zentrale Literaturangaben für das Studium der Sexualpädagogik

Ausgenommen sind an dieser Stelle die nützlichen Materialien der Bundeszentrale für gesundheitliche Aufklärung, die z.T. kostenlos über die unten angegebene E-Mail-Adresse bezogen werden können.

Sexualwissenschaftliche Grundlagen

Schmidt, G. (2005): Das neue Der Die Das – Über die Modernisierung des Sexuellen. Gießen: Psychosozial-Verlag.

Sexualität und Sexualpädagogik der Lebensalter

Wanzeck-Sielert, C. (2004): Kursbuch Sexualerziehung. So lernen Kinder sich und ihren Körper kennen. München: Don Bosco.

Milhoffer, P. (2000): Wie sie sich fühlen, was sie sich wünschen. Eine empirische Studie über Mädchen und Jungen auf dem Weg in die Pubertät. Weinheim: Juventa.

Schmidt, R.-B./Schetsche, M. (1998): Jugendsexualität und Schulalltag. Opladen: Leske & Budrich.

Schmidt, R.-B. (2003): Lebensthema Sexualität. Sexuelle Einstellungen, Erfahrungen und Karrieren junger Frauen. Opladen: Leske & Budrich.

Theorie der Sexualpädagogik

Timmermanns, S./Tuider, E./Sielert, U. (2004): Sexualpädagogik weiter denken – Postmoderne Entgrenzungen und pädagogische Orientierungsversuche. Weinheim und München: Juventa.

Bartholomäus, W. (2002): DerDieDas Andere geht mich an. Sexualität für Erziehung ethisch denken – in der Spur Emanuel Lévinas. Frankfurt a.M.: Peter Lang.

Geschichte der Sexualpädagogik

Koch, F. (2000): Sexualität, Erziehung und Gesellschaft. Von der geschlechtlichen Unterweisung zur emanzipatorischen Sexualpädagogik. Frankfurt a.M. u.a.: Peter Lang.

Aus- und Fortbildung in Sexualpädagogik

Sielert, U./Valtl, K. (Hrsg.) (2000): Sexualpädagogik lehren – Didaktische Grundlagen und Materialien für die Aus- und Fortbildung. Weinheim und Basel: Beltz.

Praxis der Sexualpädagogik

Keil, S./Sielert, U. (2000): Sexualpädagogische Materialien für die Jugendarbeit in Freizeit und Schule. Weinheim und Basel: Beltz.

Sexualpädagogik und Schule

Valtl, K. (1998): Sexualpädagogik in der Schule. Didaktische Analysen und Materialien für die Praxis. Weinheim und Basel: Beltz.

Timmermanns, S. (2003): Keine Angst, die beißen nicht! Evaluation schwullesbischer Aufklärungsprojekte in Schulen. Aachen: Jugendnetzwerk Lambda e.V.

Wichtige Adressen

Anschriften von Institutionen, die bei der intensiveren Beschäftigung mit dem Thema Sexualpädagogik nützlich sind:

Bundeszentrale für gesundheitliche Aufklärung (BZgA)
Anschrift: Ostmerheimer Straße 220, 51109 Köln
Bestellungen per E-Mail:
order@bzga.de oder per Fax: 02218992-257
www.bzga.de oder www.sexualaufklaerung.de
Die Bundeszentrale stellt eine Vielzahl von Medien zur Sexualaufklärung und Familienplanung zur Verfügung. Sie richten sich an unterschiedliche Zielgruppen und werden ergänzt durch Materialien aus angrenzenden Fachbereichen der BZgA.

Gesellschaft für Sexualpädagogik (GSP)
Anschrift: Prof. Dr. Uwe Sielert, Institut für Pädagogik der Universität Kiel. Olshausenstraße 75, 24118 Kiel
www.gsp-ev.de
Die Gesellschaft ist ein Zusammenschluss von sexualpädagogisch tätigen Praktikerinnen und Praktikern sowie Wissenschaftlerinnen und Wissenschaftlern mit dem Ziel, die Professionalisierung der Sexualpädagogik zu fördern. Die Aktivitäten der Gesellschaft umfassen regelmäßig durchgeführte Fachtagungen, die Förderung der regionalen Kommunikation von sexualpädagogisch Tätigen, die Vermittlung von Referentinnen und Referenten, Stellungnahmen zu sexualpädagogisch relevanten Themen und Politikberatung. Auch Studierenden ist die Mitgliedschaft möglich.

Institut für Sexualpädagogik Dortmund (isp)
Anschrift: Huckarder Straße 12, 44147 Dortmund
www.isp-dortmund.de
Das Institut bietet berufsbegleitende Fortbildungen mit Zertifikat
an, vermittelt Referentinnen und Referenten für alle sexualpädagogischen Themen und kann zur sexualpädagogischen Beratung und
Konzeptentwicklung herangezogen werden.

Fachhochschule Merseburg, FB Soziale Arbeit, Medien, Kultur
Prof. Dr. H. Stumpe, Prof. Dr. K. Weller, Prof. Dr U. Busch
Geusaer Straße 88, 06217 Merseburg
Die Fachhochschule Merseburg bietet als einzige Hochschule in
Deutschland Studiengänge zur Sexualpädagogik, Familienplanung
und Schwangerschaftsberatung an. Nähere Informationen sind über
die o.g. Personen auf der Homepage der FH Merseburg erhältlich.

pro familia
Deutsche Gesellschaft für Familienplanung, Sexualpädagogik und
Sexualberatung
Anschrift des Bundesverbandes:
Stresemannallee 3, 60596 Frankfurt a.M.
www.profamilia.de
Pro Familia Beratungsstellen gibt es in jedem Bundesland. Mitarbeiterinnen und Mitarbeiter der Beratungsstellen führen sexualpädagogische Veranstaltungen in Schulen und Einrichtungen der Jugendhilfe durch, bieten Fortbildungen für pädagogische Fachkräfte
an und stellen didaktisches Material sowie Informationsbroschüren
zur Verfügung.

Stichwortregister

Personenregister

Reihe »Beltz Studium«

Wolfgang Barthel
Prüfungen – kein Problem!
Bewältigung von Prüfungs-
angst, effektive Prüfungsvor-
bereitung, optimales Verhalten.
135 Seiten. Broschiert.
ISBN 3-407-25232-3
Ein fundierter, allgemein ver-
ständlicher und praxisnaher
Ratgeber, äußerst hilfreich bei
Vorbereitung, Durchführung
und Bewältigung von
Prüfungen.

Klaus Hurrelmann
**Einführung
in die Sozialisationstheorie**
Über den Zusammenhang
von Sozialstruktur und
Persönlichkeit.
301 Seiten. Broschiert.
ISBN 3-407-25235-8
Der Autor zeichnet die wichtigsten Ausgangspunkte der
Sozialisationsforschung in
leicht verständlicher Form nach
und stellt die wesentlichen Un-
tersuchungsergebnisse dieses
Forschungsgebietes zusammen.

Bernhard Rosemann /
Sven Bielski
**Einführung in die
Pädagogische Psychologie**
207 Seiten. Broschiert.
ISBN 3-407-25238-2
In verständlicher Form, aber
dennoch fundiert, werden
die Themengebiete dieser an-
wendungsorientierten Teildisziplin der Psychologie
dargestellt. Behandelt werden
u.a. die Gesetzmäßigkeiten
des Lernens, die Lern- und
Leistungsmotivation, entwick-
lungspsychologische Aspekte,
Wahrnehmungs- und Beurtei-
lungsprozesse sowie Grund-
prinzipien der Pädagogischen
Interaktion. Dem im pädagogischen Kontext tätigem Prak-
tiker werden mit diesem Band
die wesentlichen Inhalte der
Pädagogischen Psychologie
in komprimierter Form zur
Verfügung gestellt.

**Infos und Ladenpreise:
www.beltz.de**

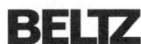

F0094a

Beltz Verlag · Weinheim und Basel

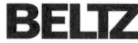

Reihe »Beltz Studium«

Ralf Vollbrecht
**Einführung
in die Medienpädagogik**
239 Seiten. Broschiert.
ISBN 3-407-25234-X
Am Beispiel der seit einhundert
Jahren geführten Kinodebatte
werden zunächst unterschiedliche medienpädagogische
Standpunkte und ihre Veränderungen bis hin zur heutigen
Zielvorstellung von Medien-
kompetenz aufgezeigt.
Anschließend werden medien-
und kommunikationswissen-
schaftliche Theorien und Konzepte vorgestellt und diskutiert.
Weitere Kapitel befassen sich
mit Medien und Gewalt, der
Werbewirkungsforschung, den
Medienwelten von Kindern
und Jugendlichen sowie den
neuen pädagogischen Heraus-
forderungen der digitalen
Medien. Der Band richtet sich
sowohl an Studierende der
Medienpädagogik als auch an
Studierende anderer Fach-
richtungen (insbesondere der
Lehrämter), deren Klientel in

den heutigen Medienwelten
zunehmend mit Wirkungen der
Medien konfrontiert ist.

Christoph Wulf
**Einführung
in die Anthropologie
der Erziehung**
229 Seiten. Broschiert.
ISBN 3-407-25233-1
Eine Einführung in die päda-
gogische Anthropologie mit
einem Überblick über den
Diskussionsstand historisch-
pädagogischer Anthropologie.
Im Mittelpunkt des vorliegen-
den Bandes zur pädagogischen
Anthropologie stehen drei für
Erziehung und Bildung zentrale
Themenbereiche:
• Vervollkommnung des
  Unverbesserlichen
• Soziale Mimesis
• Interkulturelle Erziehung.

**Infos und Ladenpreise:
www.beltz.de**

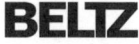

F0094c

Beltz Verlag · Weinheim und Basel

Reihe »Beltz Studium«

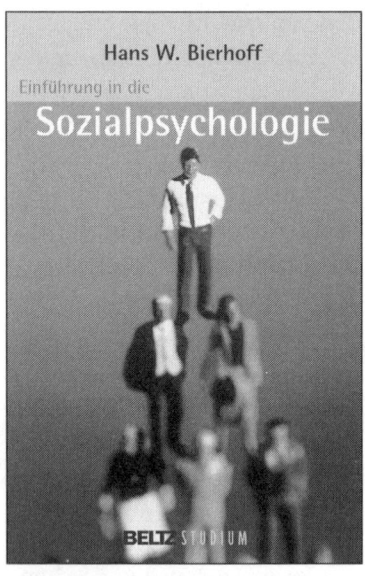

Hans W. Bierhoff
**Einführung
in die Sozialpsychologie**
208 Seiten. Broschiert.
ISBN 3-407-25251-X

Eine problemorientierte Einführung in die Fragestellungen
der Sozialpsychologie.

Zur Beantwortung wird auf
soziale Eindrucksbildung und
soziales Erinnern, Vorurteile
gegenüber sozialen Gruppen
und Geschlechtsrollen eingegangen. Wie hängt Aggression
und Hilfsbereitschaft mit unseren Werten und Einstellungen
zusammen? Was bewirkt Ge-
walt, die in den Massenmedien
gezeigt wird? Wie lassen sich
Einstellungen und Wertvorstellungen verändern?
Weiterer Schwerpunkt: enge
Beziehungen (physische Attraktivität, Liebe und Auflösung
von Beziehungen), Prozesse in
Gruppen, die sich auf Leistung,
Konformität und Entscheidungen beziehen.
Mit einer Darstellung der For-
schungsmethoden der Sozialpsychologie und ihrer Anwen-
dungsmöglichkeit im Recht,
in der Wirtschaft und in der
Umwelt.

Infos und Ladenpreis:
www.beltz.de

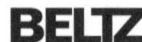

F0091

Beltz Verlag · Weinheim, Basel, Berlin